京都府立医科大学名誉教授
千春会病院最高顧問
千春会ハイパーサーミアクリニック院長
近藤元治

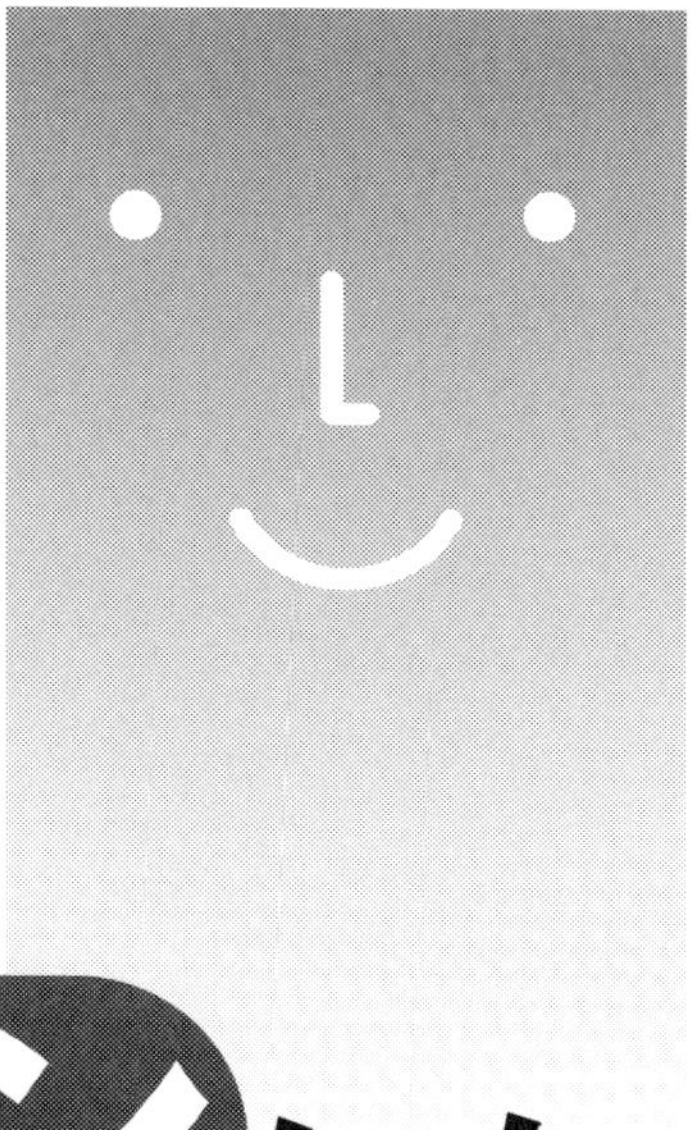

ガンになってもあきらめないで!

注目されるハイパーサーミア(温熱療法)の効果

毎日健康サロン
清風堂書店

ガンになってもあきらめないで！
―注目されるハイパーサーミア（温熱療法）の効果―＊目　次

表紙・カバーデザイン　畑佐　実

プロローグ

「ねえ、ねえ。あなた知ってた？　ヒトミちゃんのお母さん、検診を受けたら、血液検査で腫瘍マーカーが引っかかったのですって」

「あら、知らなかったわ。でも、腫瘍マーカーって、何種類もあるのでしょう？」

「それなのよ。卵巣のマーカーで、CA125って言うらしいの。それが高かったので超音波とCT検査の精密検査を受けたら、やはり卵巣ガンが見つかったのだって」

「それで、手術したの？」

「それがね、肺にも転移していて、手術はできないと言われたそうなのよ」

「まあ、可哀そう。ヒトミちゃん、まだ5歳だものね。手術できなければ抗ガン剤？」

「とりあえず始めるらしいわ。効くかどうかはやってみなければわかりませんって、お医者さんに言われたそうよ」

「抗ガン剤って、副作用が強いっしいものね。効くかどうかわからないのに始めるっていうのも、患者の立場ではつらいわねえ」

そんなことがあり、昨年の秋にヒトミちゃんのお母さんは入院し、抗ガン剤治療が始められました。激しい吐き気と嘔吐《おうと》に苦しみながらも頑張り、腫瘍マーカーのCA125の値は下がってきましたから、本人も家族も、そして主治医も安心していました。ところが半年を過ぎる頃から、腫瘍マーカーが再び上昇する気配を示したのです。CT検査で肺の転移が増大しつつあるのは、フィルムを見せられれば素人にもわかります。抗ガン剤の効果が薄れてきているのは間違いありません。

主治医は困っていましたが、それほど慌てた様子がないのは、こうした経過を予想していたのかもしれません。「効き目が薄れたようなので、抗ガン剤の種類を変えましょう」と言われ、別の抗ガン剤に変えられたのですが、今度は腫瘍マーカーも下がりません。そしてまた別の抗ガン剤です。

病気が進行しているらしいのは、本人がよくわかっています。日に日に咳《せき》が強くなり息が苦しく、血痰《けったん》が出るようになりました。おまけに腹水がたまっているのか、おなかが張ってきています。とうとう、何度目かの入院となりました。

ご主人が見舞いに来られたのを看護師から知らされたのでしょう、主治医が病室に来て、言いにくそうに口を開きました。

「いろんな抗ガン剤を使ってみましたが、残念ながら効果が見られません。可能な治療は全てやりましたので、これ以上することがなくなりました。申し訳ありません」

「することがないと言われても、わたしたちにはどうすれば良いかわかりませんけど」

「そうですね。どこかご自分で病院を探され、緩和医療を受けてみてはいかがでしょうか。ホスピスなら紹介しますけど」

「と言うことは、もう諦めろと？」

「……」

「あと、どのくらい生きられますか？」

「せいぜい半年とお考えください」

それだけ言うと、主治医は逃げるように病室から出て行ってしまいました。

治療法はない。余命は半年。

死刑の宣告を受けたに等しい気分のご夫婦は、奈落の底に落とされた気分で悲嘆に暮れましたが、何をどうすればよいのかわかりません。頭の中は真っ白です。

カーテン越しに会話を聞いていたらしく、80歳近い隣のベッドの患者が声を掛けてきました。

明るくておしゃべり好きの女性で、子宮ガンが進行していたので、手術で子宮と卵巣を全て摘出していますから、「うちのおなかはね、トンネルみたいに空っぽなんだよ」と、いつも周囲を笑わせている病棟の人気お婆さんです。

「可哀そうに。あんたも病院から追放だね。ここでは、抗ガン剤が効かなくなると、みんな追い出されるのさ」

「追い出し…ですか？」

「入院を待ってる患者が大勢いるから、仕方がないけどね」

「仕方がないと言われてもねえ」

「でもさ、あきらめたらダメだよ。大きな病院ではね、ガンの治療といえば手術・放射線・抗ガン剤にこだわるだろう？　まるで、それしかないみたいにさ。だけど、まだまだ良い治療法があるんだよ」と笑顔を向けている。

「えっ。私にも、まだ可能性があるっていうことですか？」

「うちはね、ここで抗ガン剤の治療を受けながら、温熱療法っていうのを受けているんだよ。ガンは温度に弱いから、電磁波で身体の奥を温めてガンをやっつけるんだ。ハイパーサーミアっていうんだけど、まあ人間電子レンジだね」

「へええ、そんな方法があるんですか？」

「健康保険が使えてね、ずっくり汗をかくから気持ちがいいし、全く副作用がないんだよ。そこの院長さんがいつも言われるのは、（ガン治療は、決してあきらめてはいけない）なんだ。ほら、英語でネバー・ギブ・アップ（Never give up!）って言うじゃない？　それなんだよ」

絶望と悲しみの中に、いちるの希望の光を見いだしたご夫婦です。

二つのキーワード、「ハイパーサーミア」と「ネバー・ギブ・アップ」を支えに、お婆さんに紹介されたクリニックを尋ねてみようという気持ちが大きく膨らんできたのでした。

Part 1 ガンが熱に弱いってホント？

身体を温めるメリット

わたしたちは、日常生活の中で、寒ければ身体を温め、暑ければ冷やすのが習慣になっています。言葉を変えますと、文明の恩恵にどっぷり浸っているのが日本人で、それが当たり前になっていますから、温度のありがたさを忘れているのかもしれません。

まずは、『身体を温める』ということが、〈人体にどのようなメリットをもたらすか〉について、考えてみましょうか。

身近なところで思いつくのは、入浴・サウナ・岩盤浴・温熱器具・日光浴・灸《きゅう》などで温めることのほかに、家屋や衣服で身体を冷やさないようにすることが大切です。また、食事内容や運動なども、身体を温める効果があるのはご存じですね。

恩恵の第1番は、【末梢《まっしょう》血液循環の改善】で、冷えた身体を温めるのに適しています。冬山で凍瘡《とうそう》や凍傷になるのを防ぐには、温めるしかありません。

第2番は、湯上がりなどで、ああ、気持ちがいいと幸せを感じますね。これは【エンドルフィンと呼ばれる幸せホルモンの分泌】が促進されるためなのです。いわゆる癒やし効果が得られますね。

第3番は、自分では感じることができませんが、【免疫力の増強】です。免疫細胞は、血液・皮膚・リンパ節・肺・腸管など全身に広く分布していますから、温度で免疫細胞の働きが活発になれば、感染防御はもとより、ガンに対する攻撃力もアップしてくるのです。

偶然の発見、ガンは高体温に弱かった

医学というのは、いろんな経験の積み重ねを科学的に裏付けし、学問として体系づけられてきたものです。

今から1世紀以上も前に、『熱がガンを小さくさせた』という事実が知られるようになりました。１００年も前のことですから、外科手術は未熟だし抗ガン剤などない時代です。ガンとわかっても、医師は患者に事実を告げることなく、ただ手をこまねいて眺めているしかありません。

その時代、人類の死因のトップは感染症でした。抗生物質はありませんから、感染症にかかれば熱を出して死んでいくのが普通でした。もちろん平均寿命も短く、病気の中でガンなどの悪性腫瘍はまだ少なかったようです。

この死病と恐れられた感染症でしたが、世の中には何が幸いするかわからない出来事が起こります。まさに諺《ことわざ》にある通り、「災いを転じて福となす」になりました。

それは、ガンの患者が丹毒《たんどく》、天然痘、マラリア、麻疹、インフルエンザなどといった強力な感染症に罹患《りかん》して〈高熱〉を出したときに、ガンが自然に小さくなる例が見つかったのです。

中でも有名なのが、１８６６年にドイツ人の医師ブッシュ（Dr. Busch）が報告した患者のことでした。その患者は首に大きな肉腫がありましたが、「丹毒」という溶血性連鎖球菌（溶連菌）が皮膚に感染したときに、丹毒が治ると同時に肉腫が自然に消失したというのです。

医師も、はじめは「溶連菌の出す毒素が肉腫に効いたのかもしれない」と考えたようです。しかし、いろいろの感染症でガンに変化が見られた例を調べた結果、「その際の高熱が腫瘍を縮小させた」のが正解らしいとわかりました。

そして1900年頃、アメリカの外科医コーリー（Dr. Coley）は、肉腫の患者の腫瘍が化膿《かのう》して誰の目にも助からないと思われていたのに、熱が下がると肉腫が小さくなっていたという症例に出くわしました。熱の原因は、化膿性連鎖球菌の感染でした。

これをヒントに、コーリー先生は連鎖球菌などの細菌を培養した液体（培地）をガン患者に注射することで好成績をあげ、「コーリー・ワクチン」として注目を集めました。抗ガン剤などなかったその当時、このワクチンは手術のできないガン患者に広く使われ、現在の抗ガン剤に劣らないほどの長期生存を得ていたそうです。ワクチンには生きた細菌は含まれていませんから、患者が感染する危険はありませんでした。

今から考えますと、コーリー・ワクチン効果の一つはガンに立ち向かう免疫細胞の作用を高めるもので、いわゆる『ガンの免疫療法』のハシリだったと言えましょう。

もう一つの作用が、ワクチン注射による〈発熱〉でした。いわゆる〈内部加温〉なのですが、この発熱という現象から、『ガンの温熱療法』という考え方が生まれたのでした。

こうした歴史的な事実を参考に、日本では溶血性連鎖球菌をペニシリンで処理して毒力をなくした製剤が、免疫療法として登場しました。〈ピシバニール〈中外製薬〉〉という商品名で健康保険が適用され、筋肉注射、胸腔内、あるいは腹腔内の投与で使われています。注射の後で発熱しますから、それが大切なのです。

ガンを温熱でやっつけよう

紀元前に描かれた絵に、皮膚にできた腫瘍に真っ赤に熱した鉄のコテを当てて焼いているものがありました。外から見えるガンには進行した乳ガンや皮膚ガンがありますから、怖くて逃げまどう患者を、焼きゴテを持った医師が追いかけるシーンが目に浮かびます。

20世紀半ばになりますと、いろいろの道具や器具を使ってガン組織を選択的に温めてみる試みが生まれてきました。

試行錯誤を繰り返した結果、深部の腫瘍を加温できるのは赤外線・超音波・電磁波しかないことがわかり、世界中で温熱装置の研究が進められました。〈外部加温〉です。

そうした研究の中で、特筆すべき【電磁波加温装置】（サーモトロン－RF8　山本ビニター社製）が、京都大学名誉教授・(故)菅原　努先生と山本五郎氏の協力により、本邦で誕生したのです。

詳しいお話をする前に、菅原先生の著書『がんと闘うハイパーサーミア』（金芳堂）の一節を紹介します。

《ネズミの足にガンを移植し、それを一定時間熱いお湯に浸けると、ガンだけが壊死になって落ち、足はそのまま保たれるという基礎実験から、ガンが熱に弱いことがわかりました。しかし、試験管内で培養した正常細胞とガン細胞を熱してみても、両者の生存に差がないのです。ガンは身体に付着しているときにだけ熱に弱く、それはガンを栄養にする血管が正常の血管のような神経支配をうけていないので、熱が上がりやすいためなのです。おまけに腫瘍の中の環境は酸性にかたむき、pHが低い状態にあるため、熱に対する感受性が高いこともわかったのです》

こうして、「サーモトロン－RF8」は1989年に日本で製造が許可され、1990年から『放射線治療との併用に限り』という条件つきで健康保険が適用されました。

しかし、それでは内科医である私たちには使えません。1996年に日本ハイパーサーミア学会の理事をしていた私は厚生労働省と折衝し、この「放射線治療との併用に限る」という文言を削除してもらうことに成功しました。その結果、ハイパーサーミアは単独でも、あるいは抗ガン剤との併用でも、健康保険が適用されるようになったのです。

＊＊＊＊＊＊＊＊

京都にある医科大学4回生の「Q子さん」は、いかにも好奇心が旺盛で、何でも知りたいという意欲に燃えています。医学部の4回生になりますと、解剖学とか病理学などの基礎科目を終えて、臨床についての講義が始まっています。でも、まだまだ机の上での勉強ですから、実際の医療については断片的な知識しかありません。

そこで、これからは【Q子さん】の質問に、【A夫ドクター】が答えるという【Q&

A】の形式で、読者の皆さんの疑問を解くと共に、〈温熱療法〈ハイパーサーミア〉〉についての正しい知識を得ていただこうと思います。

Q&Aコラム

Q子「お話の中で、〈温熱療法〉という日本語と〈ハイパーサーミア〉という横文字が出てきますけど、これは同じことなのでしょうか?」

A夫「温熱療法というと、お風呂や湯たんぽ、赤外線や灸まで、身体を温めるものなら全て入るだろう? ここでは、ガン治療のための温熱療法のことを、〈ハイパーサーミア(Hyperthermia)〉という呼び方で、区別しているんだよ」

Q子「あ、そうなんですか。ハイパーサーミアは、ガンの治療で使われる言葉なのですね?」

A夫「少し知識を整理するために、医療の中で温熱を利用した治療法を考えてごらん」

Q子「えっ? 病気の治療って、手術とかお薬が中心ではないのですか?」

A夫 「よく考えてごらんよ。たとえば温泉だ」

Q子 「温泉で、病気が治るんですか？」

A夫 「温泉は、世界各地で〈民間療法〉のはじまりになっているのを、聞いたことがあるだろう？　日本には温泉がたくさんあるけど、それらの起源を調べてみるとね、傷ついた動物や鳥が湯につかっているのを偉い坊さんが見て、温泉を開いたというハナシがあちこちにあるんだよ」

Q子 「そういえば、ワタシの郷里の道後温泉にも、傷ついた白鷺が傷を癒やしたのがはじまりという白鷺伝説が伝わっていました」

A夫 「動物が傷を癒やすのを見て、地元の人たちが温泉につかるようになったのだろうな」

Q子 「道後温泉に絵が描かれていたのを思い出しました。神代の時代に、大国主命と少彦命が旅をしている途中で、少彦命が病気になったのを見て、大国主命が道後のお湯に浸してあげると元気になられたというので、温泉を開いたそうですよ」

A夫 「そうした温泉の湯には、いろんな成分が含まれているから、胃腸に良いとかリウマチに効くとか、さまざまな効能が書いてあるだろう？」

Q子 「結構、ファンがおられるのですね。たしか東北にある玉川温泉は、ガンに効くとかで、大勢のガン患者さんが湯治に行かれると聞いたことがあります」

A夫「僕のところにハイパーサーミアを受けに来ている患者さんの中にも、玉川温泉の常連さんがいるよ」

Q子「ワタシも、いちど体験してみたいわ」

A夫「ところで医療機器が進歩すると、各種の加温治療は〈温熱効果を主とした物理療法〉というジャンルに分類されるようになっているんだ。整形外科の領域でなじみ深いものから、キミが初めて耳にするものまで、いろんなものがあるよ」

Q子「どんなものがあるのでしょうか?」

A夫「まず〈電磁気療法〉だね。これには短波療法、超短波療法、極超短波療法のほかに〈超音波療法〉というのもあるけど、患者の患部を温めて痛みを軽くするるのを目標にしている機械がほとんどだね」

Q子「父が腰痛になったとき、たしかそのような治療を受けていました」

A夫「まだあるよ。〈光線療法〉というのがあって、赤外線療法がおなじみだけど、近赤外線や遠赤外線などもあるんだよ。最近では、〈レーザー療法〉が進歩しているね」

Q子「温泉やお風呂との関連で、〈水療法〉というのを聞きましたけど」

郵便はがき

料金受取人払郵便

大阪支店
承認
71

差出有効期間
平成25年12月31日まで
※切手を貼らずに
お出しください。

530-8790

156

大阪市北区
曽根崎2-11-16
みずほ信託銀行ビル

清風堂書店
愛読者係 行

愛読者カード ご購入ありがとうございます。

ご購入書籍・プリント名 (必ずご記入ください)	
お名前《フリガナ》	年齢　歳(男　女)
ご住所 〒	☎(　　)　-
ご職業	eメールアドレス
お買いあげ書店名	市郡　町村　書店

□学力アップの教材満載カタログの送付を希望します。

客様のご意見・ご感想をお聞かせください。
答えいただいた内容については編集資料以外には使用いたしません。

本書(プリントを含む)を何でお知りになりましたか？☑をおつけください。
書店で実物を見て　□広告を見て(新聞・雑誌名　)
書評・紹介記事を見て(新聞・雑誌名　)　□友人・知人から
プレゼント　□その他(　)

ご満足いただけましたでしょうか？
たいへん満足　□満足　□普通　□不満
不満」とお答えのお客様、具体的にお聞かせください。
(　)

ご意見・ご感想、また**本書の内容に関してご質問**があれば下欄にご記入ください。
社ＨＰ等に匿名でご紹介させていただく場合もございます。□可　□不可

書籍・プリント名　]

社の出版物はお近くの書店にご注文ください。　※ご協力ありがとうございました。

A夫「温めたり冷やしたり、人類はいろんな体験から治療法を考え出しているんだね。温めるのでは、高湿浴とかサウナなどの熱気浴、温泉での岩盤浴、それにホットパックなどの温罨法《おんあんぽう》もあるんだよ」

Q子「あら、本当だわ。ワタシたちの身近なところに、温度を利用した治療法が、いろいろあるのですね。まるで気がつきませんでした」

A夫「古いお医者さんなら知っているけど、昔、梅毒の治療に、〈マラリアの発熱療法〉というのがあったんだよ。今はペニシリンで梅毒は治るけど、それまでは性病として大勢の患者がいたから、治療するのが大変だったようだ」

Q子「それって、マラリアを感染させるのですね？　医動物の講義で習いましたけど、人体に危険はないのですか？」

A夫「マラリアを接種して高熱がでると、梅毒の病原体のスピロヘータが死ぬんだよ。そのあとで、マラリアを殺すキニーネという薬でマラリアの治療をするわけだ。これで救われた患者が多かったと聞いているよ」

Q子「じゃあ、それをご存じの先生も、古いドクターの部類に入るんですね」

A夫「これ、古い古いと、人を化石みたいに言うでないよ。これを博学と言うんじゃ」

Q子「ウフフ。ごめんなさい。でも、そのマラリア療法みたいなのは、ガンの治療に使われなかったのですか？」

A夫「今ほどガンが多くなかった時代だから、そこまでは普及しなかったみたいだね」

Q子「いずれにしても、熱とか温度を病気の治療に使うって、医学の歴史なのですね」

A夫「そういうことだね。こうした治療法はすべて〈温熱療法〉の部類に入るのだけど、中でもガンの治療の場合には、英語の〈Hyperthermia〉をそのまま日本語読みにして、〈ハイパーサーミア〉として統一しようということになっているんだ。でも、突然ハイパーサーミアという言葉を聞いてもわからない人が多いから、今のところは〈ガンの温熱療法〉と〈ハイパーサーミア〉を並べて使っているんだよ」

Q子「どこかの宗教団体が、修行の足りない信者を熱いお風呂に入れてせっかんするのを温熱療法と呼んでいましたね？」

A夫「あれには参ったよ。今でも、『温熱療法って、患者をお湯につけるのですか？』と聞く医者がいるくらいだからね」

医療と温度

これまでの話からおわかりになったと思いますが、「医療における温度の関わり」について、まとめてみました。

1. 凍結

低温で液体は凍結しますね。細胞は99%以上が水で構成されていますから、容易に凍結させることができます。

ドライアイスや液体窒素で病巣を凍結させる「凍結療法（クライオサージャリー）」は、おもに皮膚の腫瘍や痔核《じかく》の治療に使われます。

ほかに、自家血輸血のための赤血球や、受精卵など細胞の「凍結保存」があります。また、液体を「凍結乾燥」させることで、注射液の保存にも使われます。

2. 冷却

日常生活では、冷蔵庫やクーラーなどがおなじみです。

医療の中では、熱が出たときの氷嚢《ひょうのう》や氷枕、打撲や疼痛《とうつう》の「アイシング」、特殊なものでは脳卒中に使われる「低体温麻酔」があります。

3. 加温

医療機関には、外傷や筋・神経疾患を加温するさまざまな機械があります。罨法、入浴療法、サウナ療法、赤外線治療、灸のほかに、今回のテーマである「電磁波温熱療法」（ハイパーサーミア）があります。

4. 加熱

医療器具の「消毒」「滅菌」に、煮沸や蒸気が使われます。

5. 焼灼《しょうしゃく》

これは高温度で組織を直接破壊するもので、「放射線」「電気メス」「レーザー光線」「収束超音波」など、ガン治療や手術のときに使われます。

まだまだあると思いますが、皆さんが関心を持たれるのは「健康と温度」のことでしょうね。特に、身体を冷やさないための食材やグッズ、サプリメントなどが、盛んにテレビや新聞で宣伝されていますから、それだけ需要が大きいということでしょうか。

でも、これからのお話は『ガンと温度』がテーマですから、先に進ませていただきます。

Part 2 ガンを温める工夫

人間は恒温動物です

まず、「人体を温めるお話」をいたしましょうか。

冬の寒い日、冷え切った身体をお風呂で温めるのは最高です。入浴の適温は個人の好みもありますが、40℃から41℃です。42℃になれば、これは熱風呂ですよね？

それでは41℃のお風呂に入れば、体温は40℃を超えるでしょうか？　いえいえ、皮膚の表面ではかなり温度が上がりますけど、身体の内部はいつもの体温とほとんど変わらず、上昇してもせいぜい38℃までなのです。

ここで、『人間は恒温動物である』ことを思い出してください。

人間の脳には、「体温調節中枢」という体温をコントロールするセンターがあり、体温が変動すると指令を出して正常に戻してやり、しっかりと身体を守る仕組みができています。

たとえば高温の環境で長時間仕事をしたとか、何かの感染症で発熱しますと、脳は皮膚の血管に指令を出して拡張させ、また心臓の動きを速めて血流を増やします。それによって上昇した皮膚の熱を運び去り、また発汗をさせて蒸発熱で熱を奪い、体温が上りすぎないようにコントロールしてくれているのです。

熱いお風呂に入りますと、皆さんの皮膚は赤くなっていますね？　あれは、皮膚の毛細血管が拡張して温度を放散させるという、ラジエーターの役割を果たしているためなのです。

逆に、冷たい水に手をつけますと、皮膚が青白くなってくるでしょう？　あれは皮膚の毛細血管が収縮して血液の流れを減らし、体温が失われるのを防いでいるのです。同時に全身の筋肉を収縮させるためガタガタと震えがきますが、それにより熱を生み出しているわけです。

ここで覚えていただきたいのは、「正常の血管」、つまり身体の成長に伴って成長した血管には、身体の温度センサーがキャッチした血液の温度に従って、血管の壁にある神経に「拡張」あるいは「収縮」の命令を出し、微妙な体温調節をする働きがあることです。

ところが、実は緊急事態が生じたときに、大急ぎで作られる血管もあるのですよ。たとえば外傷などで組織が損傷を受けますと、それを修復するには酸素と栄養を運んでくれる血液がなければ困ります。そこでダメージを受けた組織が周囲に「血管を伸ばしてください」と信号を送りますと、直ちに血管を延長してくれる仕組みになっているのです。ただ、急いで延長された血管は血液を送るのが目的の粗製品ですから、必要に応じて血管を広げたり縮めたりする神経の働きは持ち合わせていないことも覚えておいてください。

ガンの血管

いくら外部から身体を温めても、恒温動物である人間の体温は、せいぜい38℃までしか上がらないと言いました。それではとても、ガンを加温するなんて夢の夢ですね。

しかし、人類の英知は、身体の内部を温める手段を考え出しました。それは、敵の弱点である「ガン組織の血管」に目をつけたのです。

まずガン細胞ですが、分裂を繰り返しながら仲間を増やし、やがてガンの塊を形成します。そのとき、大勢のガン細胞のファミリーを養っていくためには、栄養となる血液が十分に補給されないと困ります。おわかりですね？

人間の身体は不思議なものですね。外傷でなくても、ガン細胞から「血管を延長してほしい」という〝血管増殖因子〟のシグナルが届きますと、周囲の組織は何の疑いも持たずに細い血管を延長し、ガンに血液を供給してやるのですから。

では、なぜ身体の組織が「ガン」に対して協力的なのでしょうか？　それは、ガンはもともと体内にあった細胞が「変身」して生まれてきたものに過ぎないからです。そのため、身内のような存在のガンから要請があれば、周囲の組織は疑うことなく血管延長に応じるという、相互助け合いの精神を持ち合わせているのです。

ただこの血管も、急速に大きくなっていくガン組織にとりあえず栄養を補給するために作られた、いわば〈粗製乱造〉のプレハブ血管に過ぎません。そのために、ガン組織の血管は温度の変化を察知して〈拡張〉したり〈収縮〉させる神経の支配がない、ただのパイプに過ぎないと考えられるのです。

先の菅原先生の著書にもありましたが、ガンを温めますと、周りの正常な組織は血管を拡張させて血流を増やし、温度を下げようとします。それに対して、ガンの内部では血流が増えませんから、明らかに温度が上昇して破壊されるのです。

ハイパーサーミア（ガンの温熱療法）とは、こうしたガンの弱点をうまく利用して開発された治療法といえましょう（図1）。

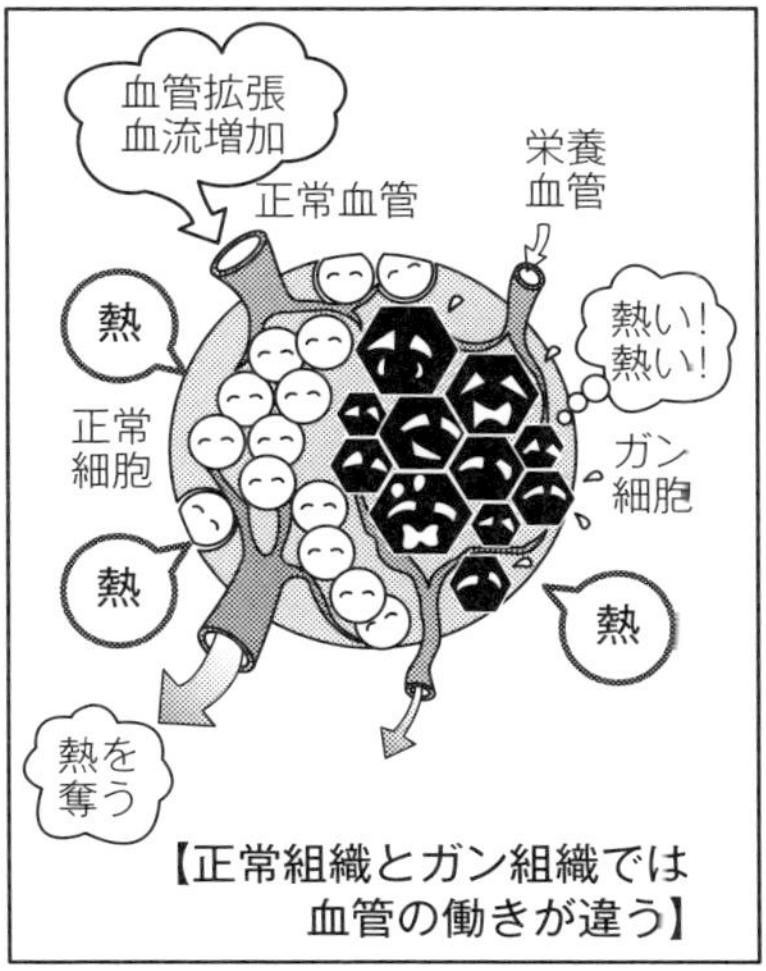

【正常組織とガン組織では血管の働きが違う】
図1

Q&Aコラム

Q子「ワタシたちの正常な血管は、神経の働きを受けていて、微妙に開いたり縮んだりしているのですね」

A夫「人間の身体を知れば知るほど、そのデリケートさに神秘的なものを感じるなあ」

Q子「汗をかくのも、それが蒸発するときに熱を奪うから大切なんですね。汗の出ないイヌって、可哀そうだわ」

A夫「そうだねえ。ところでサウナって、70℃から80℃もの温度があるけど、汗をかくから平気でやけどもせずに入っていられるんだ。こんなハナシを聞いたよ。宴会の帰りに街のサウナに入り、心筋梗塞《こうそく》で亡くなった人がいたけど、壁にもたれていたので他の客も気がつかなかったらしいんだ。おかしいというので担ぎ出したときには、身体の水分がすっかり蒸発して、気の毒にミイラみたいになっていたそうだよ」

Q子「まあ、怖いこと。血液が流れているから汗が出て、体温が正常に保たれるのですね」

A夫「先ほど、ガンの血管は粗製乱造のプレハブ血管だと言ったけど、いくら血管を延長してもらっても、増殖を続けているガンには、血液補給がなかなか追いつかないんだよ。そのために、ガンは常に血液不足の酸欠になっているから、外部からうまく加温してやれば、ガンの部分だけ温度が上がりやすいというわけだね」

Q子「それで、ハイパーサーミアでは、ガンの温度がどのくらいに上がれば、治療としての効果があるのでしょうか？」

A夫「温度が高いに越したことはないけど、42℃から44℃が理想だと言われているね。また40℃から42℃は〈マイルド・ハイパーサーミア〉と呼ばれていて、直接ガン細胞にダメージを与えなくても、免疫力が高まるし、抗ガン剤のガン細胞への取り込みが増えるから、二重三重のハイパーサーミア効果が期待できるんだよ」

ガンだけを温める工夫

１９７０年代から80年代にかけ、世界で熱心にハイパーサーミアの研究が行われました。

サウナや蒸し風呂による全身加温、体外から温水の入った袋や熱した物体をガンの部分に押し当てる方法や、ガン組織に行く血管に熱い食塩水をポンプで流し込んだりしたものですが、なかなかガンを温めるには至りません。

やがて赤外線を発生させる機械が登場しました。こうした装置を使いますと、たしかに乳ガンなど身体の表面に近い浅い部位のガンは、ある程度の加温ができました。しかし、肺ガン、肝臓ガン、腎臓ガン、膵臓《すいぞう》ガンといった身体の深部にあるガンには、ほとんど効果がありません。

研究が進められる中で、身体の内部（深部）にある腫瘍を温める方法には、《超音波》を用いるか《電磁波》を用いるかで、意見が分かれました。

たとえば、体外から《超音波》を発射して、腫瘍にエネルギーを集中させる方法があります。けれどもこれは、水中の実験モデルでは加温効果が見事に表れるのですが、人体のようにいろんな臓器があり、腸のガスや骨と重なりますと、うまく超音波が通過しにくいという欠点があることがわかりました。

そうしたことから、加温方式には《電磁波》が有力になってきたのです。

電磁波というのは、専門的なことはさておき、われわれの身近なところでは、ラジオ、テレビ、電子レンジ、温熱治療器、遠赤外線、赤外線、可視光線、紫外線、医療用X線などがあります。

その中で、どこの家庭にもある電子レンジをイメージしてください。これで「チン」すれば、簡単に容器の中の食品が温まりますが、その仕組みがどうなっているのかご存じですか？

電子レンジに使われている電磁波は、2450メガヘルツ（ＭＨｚ）のマイクロ波です。その中に食品を置きますと、物質内の分子が振動して摩擦熱を発生しますから、専門的には〈誘電加温〉と呼ばれています。ちなみに電子レンジでは、分子は1秒間に24億回も振動するそうです。

でも、この波長を人体に使いますと、身体の表面や腸管のガス、骨などで吸収されてしまいますから、深部を温めるのには適していないことがわかりました。

そこで選ばれたのが、周波数10メガヘルツ前後のラジオ波（ＲＦ波）でした。この発振器で腫瘍のある部位をはさみ、８メガヘルツのラジオ波を通電しますと、１秒間に８００万回の振動でガンに自己発熱させることができるのです。私たちが誇れるのは、この装置が国産技術で開発されたことでした。

昭和59年（１９８４年）に当時の厚生省は、わが国で初めて電磁波加温装置（ハイパーサーミア装置）として『サーモトロン－ＲＦ８』（山本ビニター社）の製造を承認しました。脳を除く身体のほとんどの部分を加温できるのです。
それには、次のような適応が示されています。

(1) 浅部（体表から5センチまで）にある乳房・乳腺・リンパ腺・胸壁・頭頸部《とうけいぶ》・皮膚・四肢等の腫瘍やガン性胸膜炎。

(2) 深部（体表から6センチ以上）にある食道・肺・胃・胆管・胆嚢・肝臓・膵臓・結腸・直腸・腎臓・膀胱《ぼうこう》・前立腺・子宮・卵巣の腫瘍、縦隔や腹部リンパ節・ガン性腹膜炎。

Q&A コラム

Q子「国産の加温装置ができ上がるまでには、随分ご苦労があったのでしょうね」

A夫「菅原先生のご本には、そうした苦労話が出てくるから、一度読んでみるといいよ」

Q子「はい。早速読んでみます」

A夫「その中で菅原先生は、高額で大規模な施設を必要とする粒子線治療などに比べて、ハイパーサーミアを《貧乏人のサイクロトン》と呼んでおられるんだ。山本ビニター社の山本五郎さんと協同で1号機が作られたのが昭和54年（1979年）だから、今から30年以上も前になるけど、着々とガン治療の実績が上がってきていてね。これからその成果をお話しできると思うけど、ガン患者さんには大変な福音になったんだよ」

Q子「はじめに電子レンジのお話しが出ましたから、大型の電子レンジの中に患者さんが入るのかと思いましたわ」

A夫「よく誤解されて、『電子レンジに入るのは怖い』という患者さんがいるので、この頃は、『電子レンジの理屈ですけど、波長が違いますから心配はいりません』と言うようにしているよ」

Q子「この装置は、ガンの部位をターゲットにした〈局所加温〉ですよね。インターネットで調べましたら、〈全身加温装置〉のことが載っていましたけど」

A夫「全身加温には、温熱ベッドやサウナ方式などがあってね。せいぜい体温は38℃までしか上がらないのが普通なんだ。それ以上に体温を上げようとすると、赤外線の装置で患者さんをタンクに入れるんだけど、苦しいので全身麻酔した上で加温しなければならないんだ。ガンがあちこちに転移している場合には有用だけど、健康保険が使えず高額なのが欠点だね」

Q子「あ、そうなんですか。電磁波加温の方は、健康保険が使えるのでしたね」

A夫「健康保険のことについては、後でゆっくり説明するからね」

Q子「今日見学させていただき、実際に治療を受けられた患者さんとお話ししましたけど、ビッショリ汗をかいて、爽快な気分になると言っておられました。温熱がガンに対して直接作用をするほかに、いくつかのメリットがあるのでしょうか？」

A夫「温熱を受けると、エンドルフィンのような幸せホルモンが出て、湯上がりのようなさっぱりした気分になるんだよ。それが患者さんの免疫力を上げてガンを攻撃させるから、加温することで二重・三重の相乗効果が見られるのがわかるだろう？」

Part 3 ガンの成り立ち

敵を知り己を知る

ここで、「ハイパーサーミア治療の実際」について話を進める前に、皆さんと一緒に、日本人の死因のトップを占める「ガン（悪性腫瘍）」について勉強しておきましょう。

「ガン（癌）」という字は「病垂れ」の中に岩を意味する「嵒（がん）」がありますから、固い病気がイメージされますね。英語では〝Cancer〟、ドイツ語では〝Krebs〟で、いずれも星座の〈蟹座〉を意味しています。なぜ蟹座からガンという言葉になったのかはわかりません。もしかすると、昔の人が進行した乳ガンを見て、硬い甲羅を身につけたカニが乳房に食らいついているような姿を連想したからかもしれませんね。

さて、私たちはこれから「ガンという強敵と戦い、どうすれば勝てるか」を考えなければなりません。そのためにはまず、相手のことを知る必要があります。

そうそう。皆さんは、こんな言葉を聞かれたことがあるでしょう？

『敵を知りて己を知れば、百戦して殆《あや》うからず』

これは中国の古い書物に出てくる《孫子》という兵法家の言葉です。戦いの中で、相手の戦力や戦法を十分に知り、味方の実力もわきまえておれば、戦いは１００％勝てるというのです。

逆に、ガンという相手についての知識はもちろん、自分の身体の仕組みや免疫力について知らなければ、勝てる見込みは全くないことになりますね。

皆さんが「ガン」について連想されるとき、どんなことが頭に浮かびますか？

「なぜガンになるの？」

「ガンは、どのようにして体内で広がるの？」

「ガンの症状って、どんなものがあるの？」

「ガンになったら、なぜ人間は死ぬの？」

「ガンを見つけるには、どうすればいいの？」
「ガンと戦うには、どんな方法があるの？」
「ガンに負けそうになったら、どうすればいいの？」

ガン細胞の誕生

人間のあなたの身体を構成しているのは、誰が数えたのか知りませんが、60兆個の細胞だということです。

それぞれの細胞には、中心に遺伝子を満載した「核」があり、その回りがクッションになる「細胞質」です。それらを「細胞膜」と呼ばれる弾力性のある膜が包んでいるので、膜には外部にある必要な物質を細胞内に取り込み、細胞で作られた物質や不用になった物質を外に出すような細いパイプがついています。

ガンとの関わりで大切なのが『核』で、内部には数万個の遺伝子があり、その中の一つの【発ガン遺伝子】が問題です。これは、ガンになりやすい人でもそうでない人でも持っている遺伝子で、そのスイッチが〈オン　ON〉になるかどうかで、細胞の運命が決まります。スイッチを入れる物質を、一般に〈発ガン物質〉と呼んでいます。

これには、いま話題の放射性物質、焼却炉で問題になるベンツピレンやダイオキシン、ピーナッツの皮にあるカビ毒のアフラトキシンなど数え切れませんが、〈発ガンさせる物質〉という意味で〈イニシエーター〉とも呼ばれています。言い換えますと、わたしたちはそうした危険な物質の包囲網の中で生活していることになりますね。世界保健機関（ＷＨＯ）は人体に明らかに発ガン作用のある〈環境発ガン物質〉として60種類をあげ、疑いのあるものは２００種類以上あると警告しているのです。

また、それ自体には発ガン性はないのですが、〈発ガンを促進する物質〉として〈プロモーター〉と呼ばれるものがあります。肺ガンとの関係が深いとされているタバコ、胃ガンと関係のある食塩、大腸ガンとの関係では胆汁酸などが注目されています。

人体の不思議は、遺伝子の中に〈ガン抑制遺伝子〉というものがあることです。これはスイッチが〈ＯＮ〉になった発ガン遺伝子に働いて、スイッチを〈オフ　ＯＦＦ〉に戻してやることで細胞を守ってくれているのです。

けれども、人間の体内には、毎日のように数十個から数百個の異常な細胞が生まれてくるのは仕方がありません。それらの異常細胞が順調に成長すれば、早急に人類はガンで滅亡することになるでしょうね。

でも、安心してください。そうした不良細胞を矯正する【p53】と呼ばれる遺伝子があり、正常細胞に戻せる場合は戻してやり、手がつけられなければ〈アポトーシス〉という形の自殺に追い込んでしまう仕組みになっています。また身体を外敵から守るための【免疫力】によっても、異常な細胞は排除される仕組みになっているのです。

いかがでしょうか。こうした何重もの監視をすり抜けて成長したのがガン細胞なのですから、ガンになるかならないかは、「運命」ということになりますね。

ガンの誕生は複雑で、まだまだわからないことがいっぱいです。患者さんの中には、まるで身体の中でマグマが不気味な振動を続けて噴き出してくるように、胃ガンが出たと思ったら今度は肺ガン、それから腎臓ガンといった具合に、これでもかこれでもかと悪魔に魅入られたようにガンが現れる、気の毒な〈多重ガン〉に悩まされる人もいるのです。

Q&Aコラム

A夫「キミたち医学生が、どのくらいガンについての常識があるか、それを知りたいのだけど、ガンは遺伝すると思うかね?」

Q子「まあ、常識問題ですね? それは大変だわ。先ほど遺伝子のお話がありましたから、遺伝するのでしょうね。ガンの多い家系がありますから」

A夫「消化器の講義で聞いたと思うけど、家族性大腸ポリポージスという多発したポリープがガン化するのは、明らかに遺伝病だね」

Q子「発ガン物質のタバコですけど、ヘビースモーカーなのにガンにならない人もいますでしょう? そうかと思えば、ご主人のタバコの巻き添えで肺ガンになった気の毒な奥さんのことも聞きましたわ」

A夫「発ガン遺伝子とガン抑制遺伝子の話をしたけど、正常の細胞には、〈ジキル博士とハイド氏〉の物語にあるように、善と悪の2面性があるんだよ。よく女性のことを〈外面如菩薩、内面如夜叉〉というだろう?」

Q子「それも常識テストですか? どんな字を書くのかしら?」

A夫　「女性はね、外面からは菩薩のように優しく見えるけど、内面は夜叉のような恐ろしさを隠しているという意味だよ。夜叉というのは恐ろしい姿をしていて、人に害を与えたり食ったりする、インドの鬼神のことなんだ」

Q子　「それって、女性に対するセクハラ発言じゃありません？」

A夫　「いやあ、これは参ったな」

Part 4 ガンの増殖は倍々ゲーム

細胞は分裂して増えるということ

体内に芽生えたガン細胞は、小学校の理科の時間に観察したカエルの卵のように、1個が分裂して2個に、それが4個、8個、16個というように、2倍・2倍と増えていきます。この倍になる速さを〈ダブルになる時間〉というので、専門家は〈ダブリング・タイム〉と呼び、早いものでは1週間、長ければ1年もかかって分裂するガンもあるそうです。

ここでは、ダブリング・タイム（D）が1カ月という、まずは平均的なガンを例に考えてみましょう。

芽生えたガン細胞が、１カ月に１回という規則正しい分裂を繰り返しますと、１年後には１０００個の仲間が集まったガンになります。もちろん肉眼では見えず、顕微鏡で観察しなければなりませんが、何しろ１００万個のガン細胞が集まってようやく１ミリの大きさというミクロの世界。病院の検査ではとうてい引っかかりません。

ガンが内視鏡やＣＴなどの画像診断で引っかかるようになるには、大きさが５ミリから１センチ前後にならないと難しいとされています。

（図２）を見てください。１センチになったところで見つかったガンの重さ

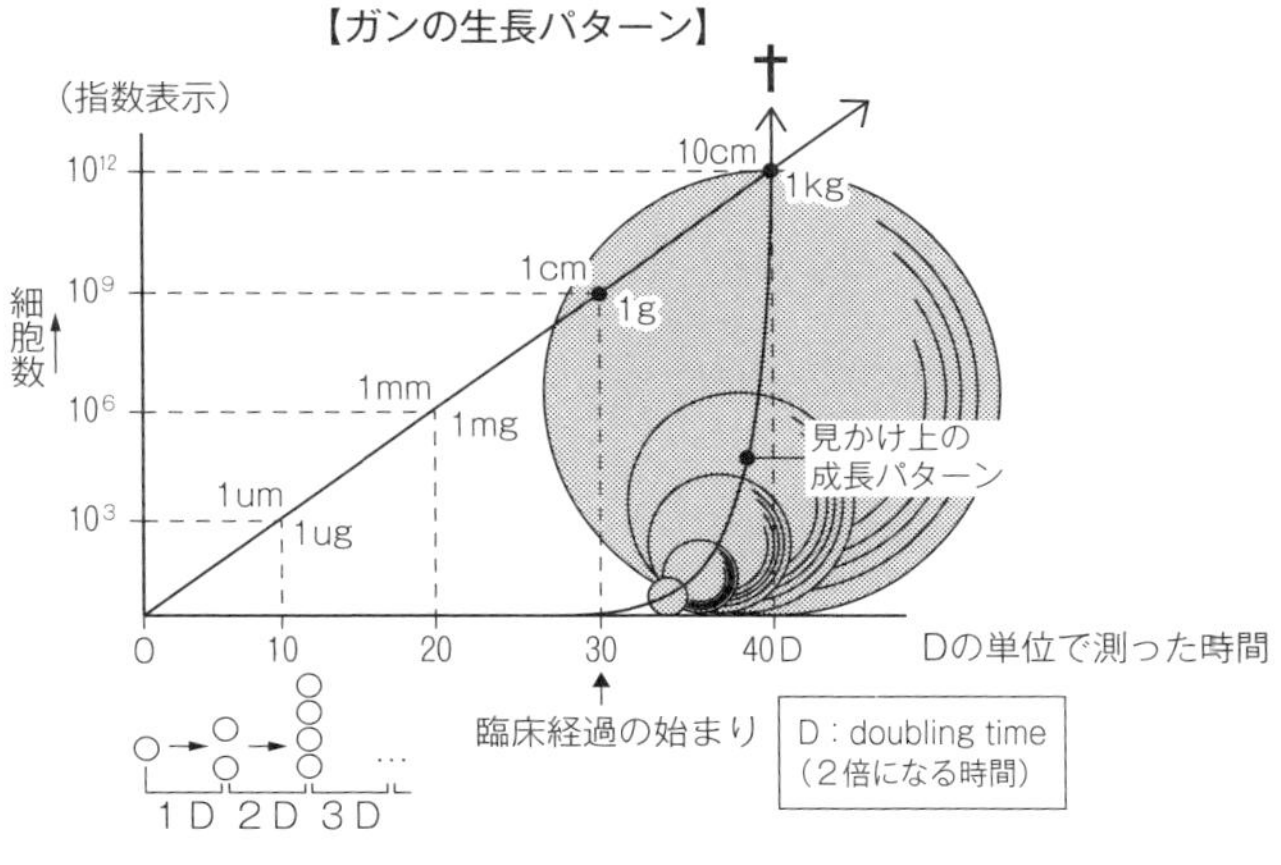

図２

（参考：現代病理学大系９C腫瘍Ⅲ、藤田哲也「癌の自然史」中山書店、1984年刊）

は、およそ1グラムです。これが、1カ月に1回のダブリング・タイムを経るごとに、2グラム、4グラム、8グラムと増えていき、10カ月が過ぎますと重さで1キロ、直径にしますと10センチという大きさです。わずか10カ月で、こんなに大きくなるのですから、いかに早期発見が大切か、おわかりになるでしょう。

ある患者さんの例

ヘビースモーカーだった58歳のサラリーマン男性です。タバコが健康によくないと奥さんにうるさく言われ、5年前から禁煙しています。体力には自信があり、仕事も遊びもバリバリやるタイプでしたから、まさか自分が病気になるなど考えたこともありません。一昨年の会社の健康診断でも、少し中性脂肪が高い程度で、ほぼ異常なしでした。

昨年は出張と重なり、健康診断を受けられませんでしたが、実はその頃、肺に1センチの大きさの腫瘍ができていました。自覚症状が全くありませんから、本人が気づくはずがありません。

このところ声がかすれているのを友人に指摘され、カラオケが過ぎたかと思いながら近所の耳鼻科を受診しました。診察した医師から、「この声のかすれるのを医学的に嗄《さ》声《せい》と言いますが、あなたの場合は耳鼻科的な異常というよりも、内科的なものと思われますね。一度内科の診察を受けて、胸のレントゲンを撮ってもらいなさい」とのアドバイスでした。

首をかしげながら内科を受診した男性は、胸部レントゲンと胸部ＣＴ検査を受けた結果、肺に5センチの大きさのガンが見つかったのです。声帯を振動させて声を出させる反回神経がガンで麻痺《まひ》して、そのために声がかすれていたのでした。

あっさり「肺ガンですね」と言われ、まさに青天の霹靂《へきれき》。（昨年、検診を受けておけばよかった）と悔やみましたが、肺ガンという事実は覆りません。

こうした例を見ますと、「検診は無駄なのか？」という極端な意見も出てきますが、それは間違いです。ガンは早期に発見できれば対処しやすいのですから、きちんと定期健診を受けることが大切であるのは言うまでもありません。

ただ、ガンは身体のどこに出てくるかわかりません。検診を受けたとき、「何を」「どこまで」検査したのか、その内容をご自分で知っておかなければなりませんよ。

Q&Aコラム

Q子「驚きましたわ。ミクロの世界から、あっという間にリンゴの大きさなのですもの。いかに検診で早期発見するのが大切か、よくわかりましたわ」

A夫「〈ガン〉は〈火事〉にたとえられるんだよ。まず、〈ガンの予防〉は〈火の用心〉。〈ガンの早期発見〉ができれば〈初期消火〉だね」

Q子「でも、初期消火のできるような〈早期ガン〉で発見できればラッキーですけど、多くの場合は〈進行ガン〉として見つかるのでしょう?」

A夫「そうだね。進行ガンでは、すでにどこか他の臓器やリンパ節に〈転移〉していて、火事で言えばあちこちに〈飛び火〉して燃えさかっていることになるから、〈火元〉を消しただけでは火事が消えるはずがないよね。そこで〈本格的な消火活動〉が始まるわけだけど、体内のガンの重量が10キロを超えると、人間は生きていけないんだよ。そのために、消火する努力を惜しんではいけないんだ。ただ、副作用で患者さんを苦しめたのでは、意味がなくなるだろう? 消防士に犠牲者が出ないように注意して、無理だけは禁物だね」

Q子　「ガンが広がりすぎて、治療の見込みがないときはどうでしょう？」

A夫　「苦痛を取り去るため〈緩和医療〉を考えることになるだろうね。これは患者さんの〈生活の質〉、つまり〈クオリティー・オブ・ライフ（QOL）〉を高めてあげることが大切なんだ。山火事が広がって手がつけられなくなったときに、周囲への類焼を防ぎながら、自然に鎮火するのを待つようなものかもしれないな」

Q子　「じゃあ、そんなとき、ガンの治療をあきらめてしまうのですか？」

A夫　「いや、ガンという火が燃え広がっていても、治療をあきらめてはいけないというのがボクの持論なんだ。『もう治療法がないから緩和医療をします』となると、患者さんは生きる希望を失うだろう？　幸いわれわれにはハイパーサーミアという武器があるから、抗ガン剤で患者さんを副作用で苦しめることなく、しかも前向きの気持ちでガン治療を受けてもらえる強みがあるんだよ」

Q子　「それが、先生のおっしゃる〈あきらめないで〉、つまり〈ネバー・ギブ・アップ〉という気持ちを、患者さんに持ち続けさせることなのですね」

A夫　「この頃は、治療効果が見られなくなると、『これ以上することがなくなりました。どこか自分で病院を探しなさい。ホスピスなら紹介しますよ』と言う大病院が増えているのが悲しいよ。そう言われて、患者さんがガンと向き合えると思うかい？」

Q子　「主治医に見捨てられたわけですから、何かにすがる思いで、あれこれ別の治療を探されるのでしょうね」

A夫　「医者が、（自分の家族ならどうするだろう）という思いを、患者さんに対しても常に持っていてほしいと思うね」

Q子　「はい。勉強になりました」

Part 5 ガンの広がり方

先ほど、ガンを火事に例えました。火の粉が風にあおられて〈飛び火〉して広がるように、ガン細胞も身体のあちこちに〈転移〉してそこに居座り、仲間を増やし始めるから怖いのです。

人間の腫瘍には、「良性腫瘍」と「悪性腫瘍」がありますね。良性腫瘍は（イボ）（ホクロ）（ポリープ）のように、できた場所でゆっくり大きくなりますから、命に関わることはまれです。ただ脳のように、頭蓋骨《ずがいこつ》の限られたスペースに収まっている臓器では、たとえ良性の腫瘍ができても脳を圧迫しますから、取り除いてやる必要があるのです。

これに対して悪性腫瘍は、〈活発な増殖〉と〈周囲への浸潤〉に加えて、〈遠隔転移〉がありますから厄介なのです。

【直接浸潤】

ガンが分裂を繰り返して大きくなれば、その臓器の中だけでは住む場所が狭くなりますから、隣接している臓器にも、めり込んで行く性質があります。胃ガンが進みますと、隣にある膵臓や腸を巻き込んだりするのがその例です。

【血行性転移】

ガンの塊には、栄養分の血液を運び込んでくれる血管が縦横に走っています。ガンが大きくなりますと、血管を破って内側に顔を出しますが、しばしば血液の流れにガン細胞が落ち込みます。血液は全身に流れていますから、ガン細胞は血管が細くなった場所に流れ着き、そこで増殖を始めるのです。血流が多く、血管が網目のように広がっている〈肺〉や〈肝臓〉、〈脳〉、〈骨髄〉などが格好の転移先になるのはおわかりですね？

【リンパ行性転移】

血管に沿って走っているリンパ管は、腸で吸収された栄養分を静脈に運ぶのが大切な仕事です。と同時に、骨髄でつくられた免疫細胞を全身に運ぶ役目も持っています。

リンパ管には途中に「リンパ節」と呼ばれる関所が全身にあります。ここは、外部から体内に侵入してきた細菌やウイルスがリンパ液で運ばれてくるのを捕らえ、免疫細胞が侵入者を殺菌・処理するところなのです。たとえば扁桃腺炎《へんとうせんえん》を起こし、首のリンパ節が腫れて痛くなった経験がおありでしょう?

リンパ管は血管とネットワークを作っていますから、血管からリンパの流れに入ったガン細胞もリンパ節の関所に引っかかります。免疫細胞がやっつけてくれるとありがたいのですが、細菌やウイルスと違ってガン細胞は身内みたいなものですから、免疫細胞は手を出すことができません。そこでガン細胞が増殖を始めれば、「リンパ節転移」が成立することになるのです。

ガンの手術をするときに、原発巣から離れたリンパ節を切り取って顕微鏡で調べます。どこまで転移があったかで、ガンの広がり方を知ることができるからです。

【播種《はしゅ》性転移】

ガンが胸腔や腹腔に顔を出し、そこから転げ落ちるのに「播種性転移」があります。

肺は肋骨《ろっこつ》で囲まれていますが、肺を包んでいる胸膜(臓側胸膜)と肋骨側の胸膜(肋骨胸膜）の間に、胸膜腔と呼ばれるスペースがあります。ここに結核菌や細菌が感染しますと、炎症を起こして胸水がたまります。以前は肋膜（炎）と呼ばれていましたが、今は胸膜炎と呼んでいます。

肺ガンなどの場合を考えてみましょうか。これには肺で生まれた原発性肺ガンと、他の臓器から転移してできた転移性肺ガンがありますが、ガンが広がってガン細胞がこの胸膜を越えて胸膜腔に顔を出しますと、そのスペースに転がり落ちて増殖を始めます。それが「ガン性胸膜炎」と呼ばれるガンの転移で、たまった胸水を注射器で抜いて調べますと、多くは血液が混じり、顕微鏡で調べればガン細胞が見つかります。胸水が増えると肺や心臓が圧迫されますから、息切れがひどくなってきます。

腹腔でも同じことが言えます。おなかの中は大きな空洞で、そこに内臓が詰まっていますね。おなかの壁は壁側腹膜で、胃や腸などの内臓は臓側腹膜で包まれて、腹腔内に収められているのです。

たとえば胃ガンが進行して胃の外側に浸潤すれば、ガン細胞は胃を包んでいる腹膜を破って腹腔内に転落します。まるで種をまいたように腹腔内でガンが増殖しますから、「播種性転移」と呼ばれるのがおわかりでしょう。もちろん腹水がたまりますから、それを調べればガン細胞が見つかります。ちなみに腹水がたまるもう一つの代表が肝硬変ですが、この場合の腹水は蛋白《たんぱく》が少なく、もちろんガン細胞はいません。

少し専門的になりますが、ガンには「TNM分類」という進行度の分類法がありま す。これは、原発巣の大きさや浸潤の程度、リンパ節転移の程度、遠隔転移の有無で分類されています。

もうひとつが「ステージ分類」です。ステージ（stage）は段階という意味ですが、ガンをステージ0からステージⅣまでの5段階に分けられています。0、Ⅰ、Ⅱ、Ⅲ、Ⅳの順に、ガンが広がっていくのを表わします。

Q&Aコラム

Q子「ガンの転移があるかどうかは、もちろんミクロの世界ですから、ある程度の大きさになるまでは、わからないのですよね？」

A夫「小さなガンでも、すでに離れた場所に転移していることがよくあるから、手術でうまく切除できた場合でも、念のため〈放射線〉や〈抗ガン剤〉でダメ押しすることが多いんだよ」

Q子「ワタシの叔父が胃の早期ガンの手術を受け、『うまく取れましたよ』と言われて喜んでいましたのに、2年後に再発して亡くなってしまったんです。『うまく取れたというのはウソだったのか……』と、亡くなる前に悔やんでいましたわ」

A夫「ボクは内科医だから、患者さんを外科に送ることが多いけど、いくら外科医が『取れました』と言っても、近頃はだんだん懐疑的になってきてね。『取れた』というのは『取れるだけ取りましたよ』という意味だと、患者さんに言うべきだと思うんだよ」

Q子「でも、お医者さんから『手術は成功しました』と言われれば、患者も家族も喜びますものね」

A夫　「いくら主病巣を取り去っても、離れた部位にある目に見えないミクロの転移までは取りきれないだろう？　再発する例を見るにつけ、アメリカ式に『手術はうまくいきましたが、再発の可能性は何パーセントです』と言う方が正しいのかもしれないと思うね」

Q子　「転移には、いろんなルートがあるのはわかりましたけど、診察の度にお医者さんがガンのところを触診されるでしょう？　あのとき、ガンをマッサージして、血液やリンパの中にガン細胞を押し出すことはないのでしょうか？」

A夫　「おっ、鋭い質問だね。ガンを強く押せば、そういうこともあるだろうね。だから、経験を積んだ医師の触診を見れば、非常にソフトな手つきであるのがわかるはずだよ」

Q子　「それと、叔父の場合もそうでしたけど、最後はやせ細ってしまい、ドクターから〈悪液質〉だと言われました。おまけに〈ガン性腹膜炎〉で腹水がたまり、おなかがパンパンに張っていました。『苦しいから抜いてほしい』と訴えていましたけど、腹水って、抜き過ぎるとダメなのですってね」

A夫　「腹水には、肝硬変で見られるタンパクの少ない〈漏出液〉と、ガンの時に見られるタンパクの多い〈滲出液《しんしゅつえき》〉があるんだよ。タンパクが多いということは、血液の栄養分が腹水の中にしみ出しているわけだろう？　苦しいからというので腹水を抜きすぎると、かえって栄養失調が進んでしまうから困るんだ」

Q子「悪液質って言葉をそのとき調べてみたのですけど、ガンで見られる栄養失調とあったのを覚えています。食べられないから、栄養失調になるのでしょうか？」

A夫「悪液質はカヘキシー（cachexia）と言って、古い時代にガン患者に悪い液体がたまるという考えから生まれた言葉なんだ。一般にはガン細胞自体や、時には免疫細胞が放出するさまざまな物質が身体の代謝やホルモンのバランスを崩し、おまけにタンパクの分解が進むから、いくら食べても栄養が追いつけなくなってしまうんだよ。ガンが栄養分を横取りするからという考えもあるようだね」

Part 6 ガンと戦う戦略

ガンという人類最大の強敵のことは、ある程度おわかりになりましたね。

まず、ガンの「増殖のしかた」と「転移のいろいろ」について学びました。

ここでは、いま身体の中に芽生え、育ってきているガンの存在を、どうすれば発見できるかについて考えてみましょう。それによって、戦いの戦略も違ってくるのですから。

ガンを発見する戦略

【問診・視診・触診】

体調を崩された「あなた」が、病院を受診されたとします。症状により、内科、婦人科、泌尿器科などの外来に振り分けられます。そこで、型どおりの診察が始まります。

「問診」では、どのような症状が、いつからあるかを聞かれます。本人が気のつかないこともありますから、プロの医者はささいな症状も見逃さぬよう、いろいろ質問をいたします。体重の変化、痛みの有無、大便・尿や喀痰《かくたん》の色、それぞれの臓器にできるガンに関連のありそうな症状を、漏れなく聞かねばなりません。すでに他の医師の診察を受け、検査のデータがあれば、それを準備しておいてください。

発ガンに関係のありそうなタバコやアルコールなど嗜好品《しこうひん》、アスベストに接触したかどうかなどの職場環境を聞くと同時に、過去の病気についても聞かせていただきます。

「視診」は文字通り、目で見える部位の変化で、皮膚や皮下組織のガンです。乳ガンの皮膚変化や突出した腫瘤《しゅりゅう》がわかります。貧血や黄疸《おうだん》の有無もこれに入りますから、女性の方の厚化粧はいけません。

「触診」は手で触れて、腫瘍の大きさや硬さ、皮膚との癒着の有無などを調べますが、熟練した医師の腕の見せどころです。腫瘍を強く圧迫してはいけません。

【内視鏡診断】

いよいよ検査です。内視鏡には、胃カメラ、大腸ファイバー、気管支ファイバー、膀胱鏡・喉頭鏡などのほかに、腹腔鏡、胸腔鏡といったいろんなものがあります。スコープを通して肉眼で観察できるメリットがあります。

【放射線診断】

ポピュラーなX線単純検査や造影剤を使った検査があります。

CT検査（コンピューター断層撮影）は有用で、臓器を輪切りにして撮影しますから、詳細な情報が得られます。乳ガン診断のマンモグラフィーもあります。

【MRI検査】

CTと同様に断層撮影をしますが、X線でなく核磁気共鳴という方法を使いますから、被曝《ひばく》の心配はありません。脳腫瘍や骨・脊髄《せきずい》腫瘍の診断に威力を発揮します。

【超音波診断】

US検査あるいはエコーと呼ばれ、外来で手軽にできます。患者の身体を傷つけずに内臓の検査ができるので、重宝されています。

【核医学検査】

放射性ラジオアイソトープを用いるPET検査やSPECT検査、骨のシンチグラムなどが使われます。

【腫瘍マーカー】

血液で調べる腫瘍マーカーというのは、ひとつはガン細胞が出す排泄物《はいせつぶつ》と考えるとわかりやすいと思います。ガンによって腫瘍マーカーにはいろいろありますが、敵が多ければそれだけ排泄物も増えますから、敵の動きを知るのに役立ちます。もうひとつは、ガンに随伴して増える腫瘍マーカーがあります。同じように、敵の動きを知るのに便利です（表1）。

【病理検査】

手術や生検（バイオプシー）で得られた組織や細胞を顕微鏡で検査し、悪性かどうかを調べます。また、腹水や胸水の細胞を染色して調べる細胞診も有用です。

表1　ガンと主な腫瘍マーカー

ガン	腫瘍マーカー	ガン	腫瘍マーカー
肺ガン	CEA、シフラ、NSE、	乳ガン	CEA、CA15-3
	Pro GRP	胆嚢ガン・胆管ガン	CA19-9、CEA
甲状腺ガン	CEA、カルシトニン、	卵巣ガン	CA125、STN
	サイログロブリン	子宮頸ガン	SCC
食道ガン	SCC、CEA	前立腺ガン	PSA、PAP、γ-Sm
胃ガン	CEA、CA19-9	膀胱ガン	BFP
結腸・直腸ガン	CEA、CA19-9	睾丸腫瘍	AFP、Alk-P、hCG
肝臓ガン	AFP、PIVKA-Ⅱ	絨毛ガン	hCG
膵臓ガン	CA19-9、CA50	骨腫瘍	M蛋白、
	エラスターゼ		ベンスジョーンズ蛋白

Q&Aコラム

Q子「先生は今のところお元気そうですけど、身体のどこかにガンが隠れていないという保証はありませんでしょ?」

A夫「そうなんだ。これから5年も生きたら、隠れている悪い奴が顔を出しても不思議ではないね。それがガンというものなんだよ」

Q子「人さまには〈検診を受けろ〉とうるさく言っておられますけど、考えてみれば、先生が検診を受けられたというお話、聞いたことがありませんわ。ご自分では不死身だと思ってらっしゃるのじゃありません?」

A夫「ウーン、参ったな。医者というのはね、〈自分だけは大丈夫だろう〉というおかしな自信みたいなものがあるから、〈医者の不養生〉とよく言われるんだよ。それと、自分のことを気遣ってくれる主治医がいないから、具合が悪くても適当に自分で薬を飲んで、詳しい検査を受けない人が多いんだよ」

Q子「あ、そうだわ。先ほどガンを調べるのに使う〈画像診断〉はわかりやすかったのですけど、血液検査で〈腫瘍マーカー〉を調べるというお話、興味がありますわ」

A夫「腫瘍マーカーというのはね、ガンが増殖するにつれて血液の中に増えてくるガンに特有の物質なんだよ。患者さんには、腫瘍マーカーとはガン細胞の出す排泄物みたいなものですと言うと、わかりやすいみたいだね」

Q子「排泄物って言いますと、ガン細胞のウンチ?」

A夫「あはは。ガン細胞に消化管があるとは思えないけど、まあ、ウンチにしておこう。ひとつの例だけど、人間の細胞には胎児の時期に〈胎児性タンパク〉と呼ばれる物質があってね。成長すると消えてしまう性質があるんだよ。それが、細胞がガンに変身すると〈先祖返り現象〉が起きて、再びそのタンパクを作り始めることがあるんだよ」

Q子「それが、血液中に増えてくるというのですね?」

A夫「ガンによっていろんなタンパクがあって、たとえば〈CEA〉というのは消化管や膵臓のガン、〈AFP〉は肝臓ガンといった具合に、それらが増えてくるとガンが疑われるわけだ」

Q子「じゃあ、健康診断で腫瘍マーカーを調べると、早期発見できますね?」

A夫「それがね。先ほどの話に戻るけど、腫瘍マーカーが高くなるのは、ガンがある程度の大きさにならなければいけない。つまり、必ずしも早期発見にはならないんだよ。それでも前立腺ガンだけは、最近はPSAというマーカーの検査が中高年の健康診断に取り入れられているので、かなり一般にも普及してきたようだね」

Q子「胎児性抗原のほかにも、マーカーってあるんですか?」

A夫「ガン関連抗原というのがあるんだよ。膵臓ガンや胆嚢ガンなどでCA19-9、卵巣ガンのCA125、乳ガンのCA15-3などが、ガンが進行すると上昇してくるから、値が高いとガンを疑って、他の検査と組み合わせて調べることになるね」

Q子「じゃあ、ガンの診断の役には、あまり立たないのですね?」

A夫「早期診断には、期待できないと考えた方がいいかな。むしろ、腫瘍マーカーが高いガンを手術して取り除くと、とりあえずマーカーはゼロになるはずだろう? やがて再発するとまた上昇してくるし、抗ガン剤が効果を示せばまた低下してくる。そういったガンの推移を見るのに、マーカーはとても有用なんだよ」

いざ　敵と戦うには

検査で敵情を視察し、ガンという相手の所在・大きさ・転移の有無などを把握することができました。さあ、戦いの始まりです。

戦うためには、相手のことだけでなく、味方の兵器と能力のことを十分に理解し、それらによって戦果を上げるための〈戦略〉を立てねばなりません。

一般に、ガンとの戦いには、〈標準治療〉と呼ばれる「外科手術」「化学療法」「放射線療法」の三つがあります。まず、それから紹介してみましょう。

【外科手術】

戦いの一番手は、何と言っても《外科手術》が花形です。相手を根こそぎ切り取ることができれば、いかにもすっきりしますね。

古くから、メスで身体を切り開きガンを切り取るのが、外科手術と呼ばれていました。そのため、難しい手術をいかに早く終えるかが、外科の名医と呼ばれるバロメーターだったのです。

ところが、時代とともに外科手術に変化が生まれてきたのです。胃カメラや大腸ファイバーなどの内視鏡を使って、胃や腸の粘膜にできた早期ガンを切り取るのは序の口で、消化管の早期ガンを開腹して手術することは少なくなりました。最近では腹腔鏡などの内視鏡を使い、おなかに小さな穴を開けるだけで消化管、胆嚢や腎臓などを切り取る〈内視鏡手術〉が進歩してきました。患者さんは翌日から歩けますし、すぐ食べられますから、回復するのも早いのです。

執刀医は患者を見るのでなく、テレビ画面を見ながら機械の操作をしていきます。内臓を切断し、縫合し、リンパ節の転移も切除できますから、機械操作に慣れれば技術の差はほとんどなくなるそうです。

Q&A コラム

Q子　「これまで、麻酔をかけて切り取るのが外科手術だと思っていましたけど、内視鏡手術というのは患者さんへのダメージが少なくて、いいらしいですね。伯母が胆石の手術を受けましたけど、すぐ歩けるし翌日から食べられるので、術後がすごく楽だったと言っていました」

A夫　「友人の年配の外科医が嘆いていたよ。新しい手術器具が開発されると、昔のようなメスさばきの上手な名人芸の外科医がいなくなる、というか、いらなくなるらしいんだ。手術がうまい外科医よりも、コンピューターによる機械の操作にたけた医者の方が、部下に尊敬されるそうだよ。徒弟制度がまかり通っていた外科医の世界が、様変わりしているらしいね」

Q子　「それより、ガンの患者さんを手術するかどうかの決断は、どのようにされるのですか？」

A夫　「完全に取れる早期ガンなら、文句なしに手術だね。転移があっても、消化管で食べ物の通過障害が出る可能性があれば、手術をした方がいいと思うな」

Q子　「外科のドクターって、たとえ進行ガンでも、手術を勧めると聞きましたけど」

A夫　「外科医は切るのが仕事だからね。ただ転移があっても、取れるだけ取って身体の中のガン細胞の数を減らし、それから抗ガン剤などで追い打ちをかけるという考えは、依然として主流だね。ガンという敵の勢力を減らせれば、それだけ戦いが有利になるのは戦略として間違いないからね」

Q子　「患者の側は、主治医から『手術します』と言われると、なかなか『ノー』とは言えないのではありませんか？」

A夫　「今では、手術の前に十分な説明をして、患者が納得の上で〈同意書〉にサインをするシステムになっているんだよ。それが〈インフォームド・コンセント〉で、〈説明と同意〉という日本語になっているのは習っただろう？」

Q子「でも、お医者さんって、専門用語をすぐ使いますよね？　実習で見学していたとき、どうも患者さんが説明を理解していないと思えるシーンがありました。それに、手術すれば助かるのかどうか、何年生きられるのかもわかりませんから、患者サイドは迷いますよね」

A夫「患者さんへの説明で大切なのは、〈手術で得られるもの〉と〈失われるもの〉があることを理解してもらうことなんだよ。例えば乳ガンを手術する場合、得られるのは〈生命〉だね？　でも、失われるのは肉体的な乳房だけでなく、乳房を失ったことで抱える〈心理的〉な負い目も考えてあげねばならないんだよ。これは男性の医者にはわかりにくいデリケートな問題だけどね。こうしたプラスとマイナスをてんびんにかけて、プラスの方が大きければ手術を受けるように勧めるのが医者の〈裁量権〉なんだ。最終的には患者自身が決めることで〈自己決定権〉というんだけど、いくら医者が勧めても手術はイヤだという患者さんもいるからね。それはそれで、〈患者の権利〉として尊重されなければいけないんだよ」

Q子「昔なら、ドクターから『手術します』と言われれば、患者はそれに従うしかなかったんですね？　それが医師のパターナリズムだと習いました」

A夫「パターナリズムというのは、父親が幼い子供に対して振る舞うような、尊大な態度と理解すればいいんだよ。患者は内心イヤだと思っていても、医者から手術すると言われれば、断りにくいだろうからね」

Q子「良いのか悪いのかわかりませんけど、そのあたりに医者に嫌われたくない、傷つけたくない、という日本人の優しさがあるのかもしれませんね。でも、手術が成功したかどうかの判断って、長い目で見ないとわかりませんよね？」

A夫「ガンの増殖のところで話したけど、レントゲンやCTで見つかるのは、ガンの大きさが5ミリか10ミリ以上になってからなんだよ。手術の後で、切り取った組織の断端にガンがなければ、とりあえず手術は成功ということなんだ。もちろんリンパ節に転移がないかどうかも調べるけどね。でも、少し離れたところに1ミリのガンが残っていても、それは検査では見つからないから、取り切れなくても不思議じゃないだろう？」

Q子「それが何年かして大きくなれば、再発ということになるのですね？」

A夫「再発すると、手術ミスではなかったのかと疑いの目で見られることがあるから、医者も大変なんだよ」

【化学療法】

これは別名〈抗ガン剤〉と呼ばれ、静脈注射や経口剤（飲み薬）として使われます。

いずれも直接ガン細胞を破壊したり、増殖できなくさせるなどの作用がありますから、ガン治療には欠かすことができません。ガンに栄養を送る血管の延長を抑える薬剤も、ユニークなアイデアです。

ただ、化学療法の強力な作用は、体内の若い細胞にもダメージを与えます。骨髄・消化管粘膜・頭髪の細胞が代表で、同時に嘔吐などの症状が〈副作用〉として問題になります。時には重篤な症状を見ることがありますから、ちまたでは「抗ガン剤は百害あって一利なし」と、声を大にして言う医者がいて話題を呼んでいます。

患者にすれば「どうすればいいの？」と迷ってしまいますね。

化学療法とは異なりますが、ホルモン療法も乳ガンや前立腺ガンで使われます。

Q&Aコラム

Q子「ワタシのお友達が高校生のとき白血病になり、結局は亡くなりましたけど、『抗ガン剤を使ってないときが、いちばん幸せだよ』と言っていました。やはり副作用はきついのでしょうね」

A夫「まず抗ガン剤は、いろんな方法でガン細胞にダメージを与えるのが目的で作られているわけだから、少しでも多くの薬剤がガン細胞に運ばれるのが望ましいのはわかるよね。そのため投与する量は、人間が耐えられるギリギリの量が設定されるから、当然副作用がきつくなるんだよ」

Q子「薬の量が多ければ、副作用が強いのは当然ですものね」

A夫「もうひとつは、抗ガン剤の基本なんだけど、いまここに10個のガン細胞があると想像してごらん」

Q子「あ、先生が指を10本出しておられますね」

A夫「ある抗ガン剤を投与して、8個が破壊されたとするよ。残りは2個だ」

Q子「指が2本、残っていますね。全滅すればそれまでですけど、そんなにうまくはいかないのでしょう?」

A夫「その生き残りの2個が、時間をかけて分裂し、10個になったとしようか」
Q子「はい。また抗ガン剤が投与されます」
A夫「でもね、今度の10個のガン細胞は、先に受けた抗ガン剤に抵抗して生き残ったたくましい連中なんだよ。だから、今度はその抗ガン剤にやられずに生き残ることになる」
Q子「では、別の抗ガン剤を使います」
A夫「わかるね？　こうして、手を変え品を変えてガンと戦うのが、抗ガン剤の使い方になるんだよ」

【放射線療法】

放射線には強力な破壊作用がありますから、照射されたガン細胞は瞬時に消滅です。ただ、血流の乏しいガンの組織は、酸欠のため酸性に傾いています。そうしたガンには放射線が効きにくいことがわかっています。
最近では放射線治療の機器が進歩していますから、周囲の組織を傷つけず、ガンにピンポイントで放射線を集中させることができますから、副作用は軽くなりました。それでも放射線が通過する途中の臓器や周辺の組織が巻き添えを食い、いろんなダメージを受けるのは仕方がありません。

また、転移のあるガンの場合は放射線治療をするのを放射線医が嫌がる傾向にありましたが、最近では積極的に治療するようになりました。放射線で完全に治療できなくても、ガンを小さくできれば、あとの治療がやりやすくなるからです。ほかにも、レーザー光線を使ったレーザー療法も使われています。

健康保険は使えませんが、粒子線治療や陽子線治療といった強力な治療法も行われていて、ガンの破壊力は強烈ですが、それでも完璧にガンをやっつけることは難しいのが現状です。

Q&A
コラム

Q子「放射線といいますと、地震と津波による原子力発電所の事故で、国民が神経質になっていますね」

A夫「その前には、第二次大戦で日本に落とされた原子爆弾があったね。爆心地では強烈な熱のため黒こげになったり大やけどをした人が多かったけど、少し離れた所では放射能で神経や腸、骨髄をやられて大勢の方が亡くなっていったんだよ」

Q子「その放射線を発見したのが、レントゲン先生でしたね？」

A夫「お、よく知ってるね。レントゲン先生は未知の放射線を見つけてX線と名付けたんだ。それが人体を通過するので、レントゲン写真撮影で病気の診断を進歩させたのは知ってるね？　また細胞を破壊するので、ガン治療に戦果を上げてきたんだよ」

Q子「放射線といいますと、一つはガンの治療で大事な役割を持っていますけど、片方では放射線による発ガンが心配されていますね」

A夫「チェルノブイリの原子力発電所事故の後、甲状腺ガンが増えていることを思うと、治療で放射線を当てるのを怖がる人がいても不思議ではないよね。でも、怖がるよりも、今、目の前にあるガンをやっつけることを考えることが先だろうね。妊婦や子どもは注意しないとだめだけど」

【温熱療法（ハイパーサーミア）】

ガン治療を行う医師の多くが、いわゆる「標準治療（外科手術・化学療法・放射線療法）」にこだわるため、せっかく健康保険が適用されているにも関わらず、あまり知られていなかったのが〈温熱療法（ハイパーサーミア）〉です。

これは電磁波加温装置を使うことで、体内にあるガンの温度を42℃以上に温めようというもので、〈ハイパーサーミア〉と呼ばれているのは本書の冒頭に述べました。

これについては、後で詳しくお話しいたします。

【免疫療法】

身体の持っている「免疫力」は、外部から侵入した細菌やウイルスを退治する働きを持っています。一方、人間の体内には、毎日数十個のガンになりそうな細胞が生まれていますが、免疫力がそれを処理してくれていますから、ガンにならずに元気で生活している人が多いのです。

でも、日本人の2人に1人はガンになり、3人に1人はガンで亡くなるという現実を見ますと、免疫力で処理できなかったガン細胞が長い年月をかけて成長し、私たちの生命を奪っているのがおわかりになるでしょう。この免疫力を強化してガンと戦わせようという発想から生まれたのが、日本で進められている「ガンの免疫療法」でした。はじめは、細菌製剤や植物製剤を人体に与えて免疫力を高める試みがあり、今ではピシバニール、クレスチン、レンチナンといった製剤が健康保険で認められています。丸山ワクチンやBCGは結核菌製剤です。溶連菌製剤の〈ピシバニール（中外製薬）〉は、注射のあとで熱を出しますが、安易に解熱剤を使わないことが大切です。

次いで、患者からリンパ球を取り出して試験管内でガンと対面させ、ガンを敵と認識させた上で体内に戻す方法〈養子免疫療法〉が生まれました。この分野の進展は著しく、最近では樹状細胞療法とかワクチン療法も進歩しています。ただ、健康保険が使えず高額の費用がかかりますから、長く継続して治療が受けられないのが欠点です。

【代替医療】

代替医療には、数百年から数千年の歴史と伝統を持つ「伝統医学」「民間療法」「栄養療法」に加えて、「最先端治療法」でガンに対する効果が認められながら、まだ十分に認知されていないものまでたくさん含まれます。

ガンの専門医は〈標準治療〉にこだわりますから、そうでないものを〈代替医療〉とひとまとめにして軽視する傾向があるようです。前述の健康保険が適用されているハイパーサーミアも、この中に含めてしまうのですから困ったことです。
代替医療がガンに対してどれほどの効果があるのか、今の西洋医学では解明できないものがたくさんありますが、私たちはこうした歴史と伝統のある医療を、決しておろそかにしてはいけません。
ガン治療をしている多くの医師は、患者から代替医療について相談されますと、むきになって否定する傾向があるようです。でも、せいぜい数十年ほど西洋医学を学んだだけの医師が、自分では理解できていない代替医療のことを頭ごなしに否定するのは、思い上がりというものでしょう。

Q&A コラム

Q子 「代替医療って言葉、聞いたことがありますけど、もう少し詳しく教えてください」

A夫 「実際に使われている代替医療のアンケート報告を見たけど、アメリカと日本ではかなりの違いがあったよ。アメリカではリラクセーション、ハーブ、マッサージの順だけど、日本ではサプリメント、マッサージ、リフレクソロジーの

Q子　順で、漢方や鍼灸の東洋医学も多かったね」
「ほとんどのガン患者さんが、標準治療を受けながら、いろんな代替医療を受けているそうですね。でも、主治医がそれを否定したり、中には自分の言うことを聞かなければ、今後の治療を中止すると威圧的な態度をとる医者もいるそうですよ」

A夫　「大宇宙の森羅万象の全てを、西洋医学を少し学んだだけの医者がわかるはずなどないんだよ。医者はもっと謙虚になって、患者さんから教えてもらう気持ちにならなければいけないいな」

Q子　「でも先生。ガン患者さんの心理って、身体に良さそうなものなら何でも使ってみたいと思われるのではありません？」

A夫　「そうだろうね。他の人が使って良かったからといって、自分にも良いとは限らないけど、昔から『イワシの頭も信心から』って言うだろう？　良いと信じて治療を受ければ、気持ちが前向きになるし、良いホルモンが出て免疫も活発になるのだから、思いもかけない効果が得られることもあるんだよ。ただ、だまされてお金を使っている人もいるから、よく見極めることが大切だね」

ガン治療の効果とは？

ガンに限らず、医療行為をする以上、効果があったかどうかの判断が必要になります。

ガン治療ではどうでしょうか。治療する上で、究極の目標と言えば「ガンの消滅」ですが、現実にはそれほど甘いものではありません。

となると、当面の目標は、「延命」、「腫瘍の縮小」そして「患者の状態（ＱＯＬ）の改善」に絞られます。中でも、腫瘍の大きさの変化は、最近の画像診断の進歩から、主治医側も患者

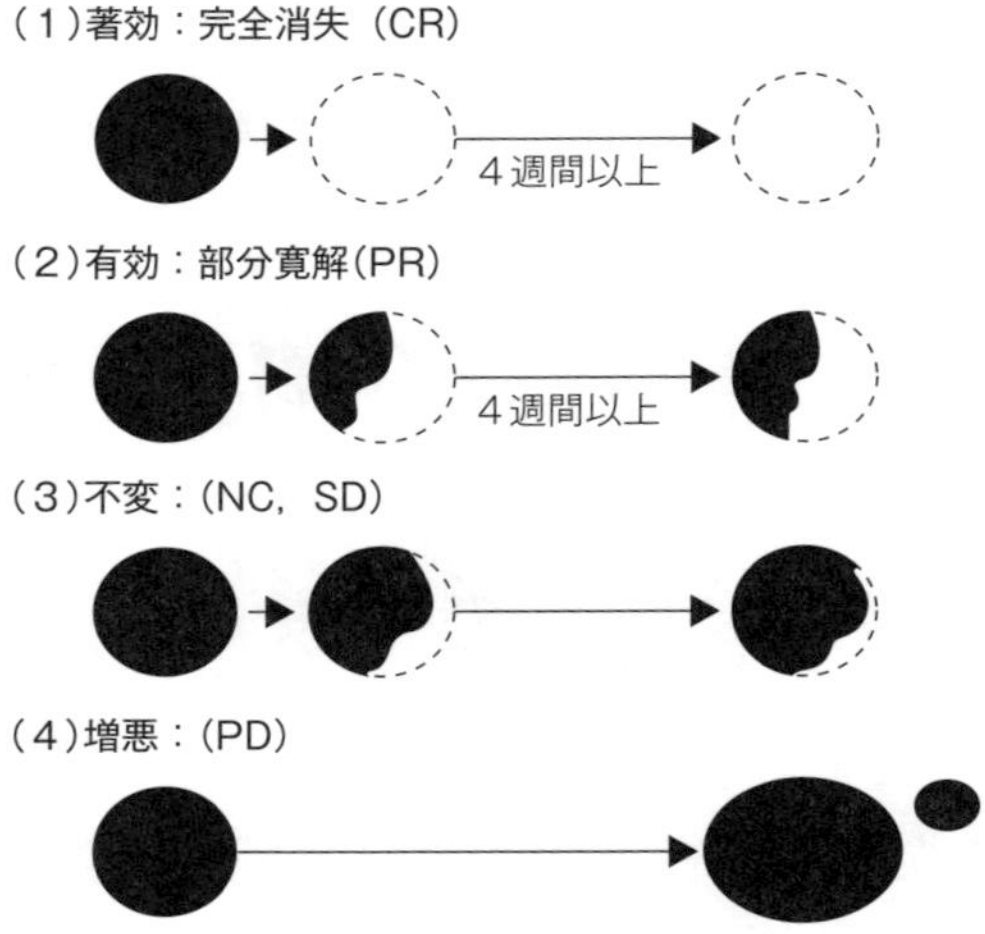

【ガン治療における腫瘍縮小効果】

図３

側も気になるところです。

（図3）を見てください。「ガン治療における腫瘍縮小効果」は、このように判定されます。

(1)「著効」完全消失（CR：complete response）は、腫瘍が消失してから4週間観察し、再発しなかった場合。

(2)「有効」部分寛解（PR：partial response）は、腫瘍が半部以下になり、それが4週間続いたとき。

(3)「不変」（NC：no change または SD：stable disease）は、腫瘍が半分以下にならなかったとき。

(4)「増悪」（PD：progressive disease）は、腫瘍が大きくなり、あるいは新たな病巣が現れたとき。

右記の(1)と(2)を合わせて治療が〈有効〉だと判断しますが、これは「当面、効いていますよ」という意味ですから、その治療でガンが治るというものではありません。

そして(3)と(4)を〈無効〉と判断するのが今の判断基準なのですが、これには問題があるようです。

私は患者さんに、いつも次のように説明しています。

「いま、ゴルフボールの大きさのガンがあるとしますと、半年後にはテニスボールの大きさになるのが普通です。何か治療をして小さくなれば、効果があったのは誰の目にもわかりますね。では、半年後もゴルフボールの大きさのままであれば、どうでしょうか？　今の効果判定では縮小が見られないので、NCかSD、つまり無効にされてしまいます」

「でも、半年もの間ガンが大きさを変えないのは、その治療がガンの増殖に強力な抑止力を与えていたからだと思われませんか？」

「ガンが小さくならないことに落胆せず、副作用のダメージが少ない治療を続けることで、平和共存を目指しましょう。それをお手伝いするのが、ハイパーサーミアなのですよ」

そして、次のことを、ガン治療に関わっているお医者さんたちに聞いてほしいのです。

「効果がなくなったと判断された抗ガン剤でも、実はかなりの増殖阻止力を持っているものが多いのです」

「腫瘍のサイズが大きくなりPDと判定されたものでも、治療をしなければ更に大きくなっている可能性があるのですから、効果がないという烙印《らくいん》を押さないでください」

「たとえ効果が薄れても、副作用が軽ければ、これからお話しするハイパーサーミアを併用することでNC／SDを維持し、更にはCR／PRも期待できるのです」

「ガンは強敵です。縮小だけを目指すのではなく、NC／PD、つまり不変や軽度の増殖という現象を大切に、患者さんのQOLの向上を考えていただけませんか？」

「ましてや、縮小が見られなくなったときでも、治療を打ち切らないで、患者さんと一緒に歩んでいただきたいのです」

Part 7 ガンの温熱療法（ハイパーサーミア）

いよいよ本題に入ります。

ガン組織の温度を高めてダメージを与えるのが「ガンの温熱療法」ですが、世間には身体を温めることで健康に良いとか、病気を治すという名目で「温熱療法」と称しているものがあるようです。混乱を避けるために、ガン治療に使われる温熱療法に限って、これからは「ハイパーサーミア」と呼ぶことにいたします。

ガンの温度を上げるには、細菌などの発熱物質を注射して体温を上げる〈内部加温〉と、外から温熱装置を使って加温する〈外部加温〉とに分かれるのは、すでにお話ししましたね。

内部加温

発熱物質を注射するなどして、ガンの患者さんの体温を上昇させるのが目的です。過去に、感染症で高熱を出した患者さんのガンが、熱が治まるとともに縮小した例がいくつか報告され、それをヒントに細菌がガン治療に利用されたという歴史的な事実がありました。

日本では、免疫賦活剤として開発された溶連菌製剤の「ピシバニール」を筋肉注射すると発熱するので、温熱療法と称して患者さんを集めている施設もあると聞いていています。ただ、これは体温を上げて免疫力を高めるのが目的ですから、健康保険で認められているハイパーサーミアとは別のものなので、お間違えのないようにして下さい。

外部加温

加温装置を使ってガンを加温し、温度を高めてガンの治療をするのが「ハイパーサーミア」です。中でも電磁波加温装置「サーモトロン－RF8」が、国内で唯一健康保険の適用になっている局所加温装置であるのは先に述べました。

1．局所加温

ガンのある部位を電極ではさみ、電磁波で深部にあるガンを温めるのが、健康保険が使える「サーモトロン」による治療です。放射線のようにピンポイントでガンを狙うのではなく、**ガンのある辺り**を加温するのがミソなのです**（図4左）**。

他にも赤外線ランプや発熱物質をガンのある部位に当てて患者さんを集め

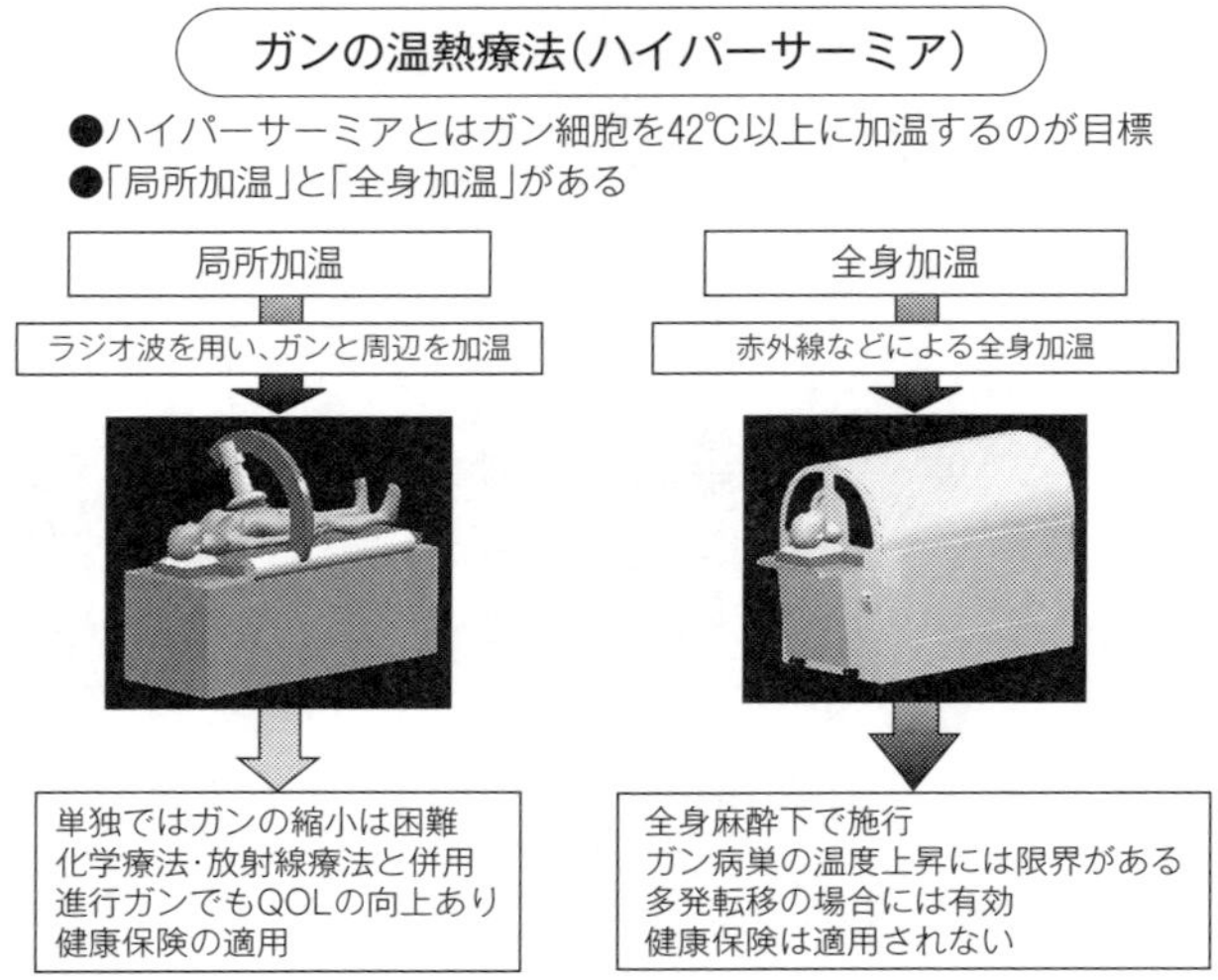

ガンの温熱療法（ハイパーサーミア）
●ハイパーサーミアとはガン細胞を42℃以上に加温するのが目標
●「局所加温」と「全身加温」がある
局所加温
ラジオ波を用い、ガンと周辺を加温
単独ではガンの縮小は困難
化学療法･放射線療法と併用
進行ガンでもQOLの向上あり
健康保険の適用
全身加温
赤外線などによる全身加温
全身麻酔下で施行
ガン病巣の温度上昇には限界がある
多発転移の場合には有効
健康保険は適用されない

図4

ている施設もありますが、健康保険の適用ではなく、また体内の深部にあるガンが加温できているかどうかも疑問です。

2．全身加温

患者さんの身体をすっぽりトンネルのような機械の中に入れ、赤外線を使って身体全体を温めることでガンを加温しようとするものです。

国内でも一部の施設で行っていますが、患者さんが苦しがるので全身麻酔をして加療します。かなりの体温上昇が見られるようで、身体のあちこちにガンが転移している症例では効果が期待できそうですが、健康保険は使えず高額なのが問題です（図4右）。

ほかにも、家庭用の温熱テントも市販されています。体温上昇は38℃までですが、汗をかきますし気持ちが良いので、ガンの直接破壊作用はなくても、免疫力の上昇は期待できるでしょう。

ガンの温度が上がる理由

ガンは、正常の組織で囲まれています。サーモトロンによって電磁波で局所加温するには、電極で患部のあたりを挟んで高周波を流します。でも、なぜガンの部分の温度が高くなるのでしょうか。

前に申しましたが、正常組織の血管は、温度の変化に対応して収縮・拡張する機能を持っていて、温度調節を上手にするようにできています。つまり、外部からの加温で温度が上がってくれば、血流を増やして温度を運び去る仕組みになっていますから、組織の温度が40℃を超えることはありません。

これに対して早いスピードで増殖するガンは、仲間の栄養を確保するために周囲の組織に血管の延長を要請します。ただ、延長されてきた血管は、収縮・拡張といったデリケートな機能が不十分な粗製乱造品ですから、うまく温度調節ができません。そのために、外部加温でガンの部位の温度は、容易に42℃あるいはそれ以上に上がるのです。

もうひとつは、急速に増殖するガンは、いくら周囲から血管が延長されてきても、仲間の栄養となる血液の補給が追い付きません。ということは、ガンは常に血流不足の酸欠状態になっていますから、外部加温をすればガン組織の温度だけが上昇しやすいのがおわかりでしょう。

こうした理由で、うまく外部加温ができれば43℃以上に腫瘍内温度が上がりますから、ガン細胞が熱でダメージを受けやすいことになります。

おわかりですね？〈ハイパーサーミア〉は、ガンにだけ働き、正常組織は全く影響を受けないのですから、副作用は全くないのですよ。

このように**【ガンとの戦い・その1】**は、**〈相手の血管の不備をついて、ガンを温度攻めにしろ〉**ということになります。

マイルド・ハイパーサーミアという考え方

急速に大きくなるガンの塊は血管の補充が追いつかず、そのため絶えず血液不足の酸欠状態にあると言いました。一見、栄養不足になるのはガンにとって不利な状況にあるように見えますね。ところがこうした状態では、実は放射線や抗ガン剤が効きにくくて、ガンが増殖するのに有利な条件になっているというのですから、世の中はわかりません。

ハイパーサーミアの目的は、できるだけ高い温度でガン細胞にダメージを与えようというものですが、全てのガンが43℃以上に加温できるとは限りません。それでは、うまく加温できなければ、ガン治療でハイパーサーミアの意味はないのでしょうか?

そこに、「マイルド・ハイパーサーミア」という考えが生まれました。これは、ガンの温度が43℃以上にならなくても、40~42℃になれば、ガンを攻撃するのに十分役に立つということなのです。

元々ハイパーサーミアは、放射線治療の感度を高めるために開発されました。血流が不足して酸欠状態にあるガン組織は、内部が酸性に傾き、放射線治療が効きにくいことが以前から知られていました。それを40~42℃に加温することができれば、いくら粗製乱造の血管が走っているガンでも、温度に反応して腫瘍内の血流が少し増えます。そのため酸性の度合いが緩くなりますから、放射線治療の効果が増強されるのでした。

同じようなことが、抗ガン剤にも言えるのです。一般に抗ガン剤は、注射にせよ飲み薬にせよ、患者さんが耐えられる最大量の薬剤を投与します。その方が、血液によってガンの部位に大量の抗ガン剤が送り込めるからなのです。もちろん、患者さんは副作用で悩まされることになりますが。

ところが、その際にガンを加温してやりますと、ガンの内部の血流が増えますから、血液中を流れている抗ガン剤は、ガン組織に普段より多く流れ込むことになります。

おわかりのように【ガンとの戦い・その2】では、〈ガンを温めて放射線と抗ガン剤でたたけ〉がテーマになります。

ちなみに動物実験では、温めることでガン組織への抗ガン剤の移行が、3～5倍に増えるということです。別の見方をしますと、ハイパーサーミアを併用すれば、理論的には抗ガン剤の量を3分の1から5分の1に減らしても、同じ程度の効果が期待できるという勘定になりますね。

熱ショック蛋白（ＨＳＰ）の出現

ガン細胞に限らずどんな細胞でも、高い温度にさらされれば細胞内に〈熱ショック蛋白（heat shock protein：HSP）〉というものを作り出して身を守ります。別名〈ストレス蛋白〉と呼ばれますが、ＨＳＰ70というのが代表で、多くのファミリー蛋白が知られています。

ガン細胞を加温しますと、細胞内に生じたＨＳＰは3日間持続して、細胞を熱から守る熱耐性を作ります。そのためガン治療に使うハイパーサーミアはＨＳＰが消えてから行うのがよいので、1週に2回の治療が理想だと考えられます。

ところが、ハイパーサーミア治療では厄介者に思われたHSPですが、実はガンに対する免疫力の攻撃では、ガンにとって不利になることがわかり、にわかに脚光を浴びることになりました。

ここで、「免疫の仕組み」を復習しておきましょう。

免疫細胞というのはいわゆる白血球で、血液中には〈好中球〉・〈リンパ球〉・〈単球〉などがあります。この中の好中球は別名を多核白血球と言い、体内に侵入してきた細菌を食べて殺菌する大切な働きをしています。リンパ球には、免疫チームの監督や殺し屋の異名を持つものがいて、連係プレーで外敵をやっつける、素晴らしいシステムを持っているのです。

免疫チームの特徴は、自分が住んでいる人間の細胞には攻撃をかけないよう、しっかりと教育を受けています。ときにリウマチ・全身エリテマトーデスなどの自己免疫疾患を生じることがありますが、これは例外です。

体内に侵入してきた細菌のような侵入者は、正常の身体の細胞にない〈抗原〉という目印を持っています。免疫チームはその目印で敵・味方の判断をして攻撃しますから、多くの場合は大事に至らずにすむのです。

ウイルスのように、体内に入ると大急ぎで細胞の中に侵入して増殖する、したたかな相手もいます。たとえば肝炎のウイルスは肝細胞に潜りこみ、仲間のウイルスを量産しようともくろみます。ところがウイルスに潜りこまれた細胞は、免疫チームにわかるように目印を出して知らせますから、たちまち攻撃目標となって細胞ごと破壊され、ウイルスは抗体に捕えられるのです。

ところで、相手はガン細胞です。何しろ正常の細胞が突然変異して増殖を始めたものですから、見かけは昔の仲間の顔をしています。「敵」と見られないように、隠密行動をしているわけですから、体内をパトロールしている免疫チームにすれば、怪しいと思いつつも、なかなか攻撃をかけることができないでいるのです。

まるで忍者のようなガン細胞ですが、加温されますと細胞内に生じた〈ＨＳＰ〉が〈ガン抗原〉と結びつき、細胞表面に正常細胞にはない目印が現れてしまいます。そうなれば免疫チームにガンであることが露見し、たちまち「敵」として攻撃を受けることになるのです。

それだけではありません。免疫細胞は、温度が高くなれば活発に行動することがわかりました。前にも話しましたが、カゼをひくと熱が出ますが、これは免疫細胞が働きやすい環境を、身体が提供していることになるのです。それを知らずに医者が解熱剤を出すのは、免疫チームの足を引っ張ることにもなりかねません。

これを裏付ける実験があります。温度と免疫の働きを世界で初めて証明した、私たちのデータです。ヒトの好中球が細菌を食べる様子をいろんな温度で調べてみますと、4℃では寒くて寝ています

『好中球の食作用は温度で強くなる』

＊感染症のとき、なぜ熱が出るのか考えたことは？

＊それを知らずに漫然と解熱剤を投与してもいいのか？

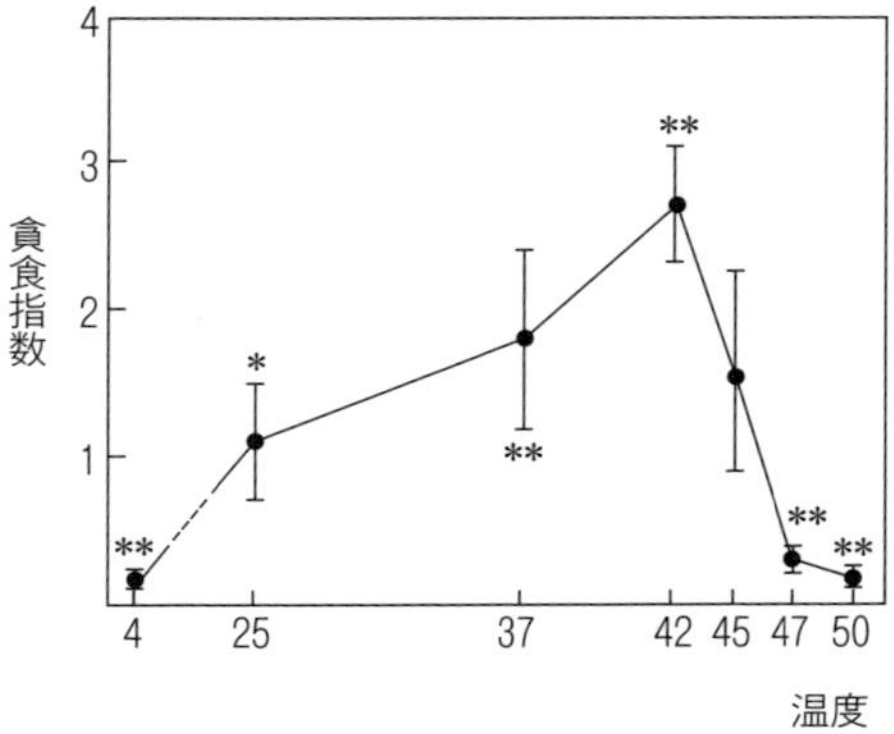

図5

が、37℃になると積極的に食べ始めます。ところが驚いたことに、温度が上がるにつれて食べる量が増えていき、42℃で最高になりました（図5）。

この実験結果が、ガンに対する免疫療法に火をつけた観があり、免疫療法とハイパーサーミアの併用が注目されるようになってきたのです。

いかがでしょう。**【ガンとの戦い・その3】**は、**〈温度でガンと戦う免疫力を高める〉**が大きなテーマになりますね。

Part 8

驚くべきハイパーサーミアの効果

少し理屈っぽい話が続きましたから、ここでハイパーサーミアが見せた、驚くべき効果を見ていただきましょう。

先にもお話ししましたが、ガン治療の効果は、誰にでもわかる〈ガンの縮小効果〉と、どれくらい寿命が延びたかの〈延命効果〉です。ただ、長生きできたかどうかの判定は難しく、医師も患者さんもガンのサイズがどうなったかに目が向いてしまいます。

消えた肝臓ガン

その当時、と言いますと、昭和60年（1985年）頃になりますか。私たちは〈肝臓ガンの塞栓《そくせん》療法〉で成果をあげていました。

塞栓療法というのは、足の付け根にある静脈にカテーテルという細い管を挿入し、レントゲンで観察しながら肝臓ガンに血液を送っている栄養血管を探します。そこにカテーテルの先端を挿入し、ガン組織の血流をストップするために〈塞栓物質〉を流し込むのです。

血流が途絶えたガンは、酸素と栄養が来なくなりますから大変です。昔の戦いで、お城を攻めるときに、食糧の補給路を断って敵を飢え死にさせた〈兵糧攻め〉を、ガン治療に使っていたのです。

多方面にわたる研究を活発に進めていた私たち【京都府立医大旧第一内科グループ】に、ガンの温熱療法のための加温装置を開発された(故)菅原 努先生(京都大学名誉教授)から電話がありました。

「ハイパーサーミアの協同研究をやりませんか?」

従来は、放射線治療の研究者が中心で進められていたハイパーサーミアですが、元気の良い内科医を巻き込もうというお考えだったと思います。

ただ菅原先生は、「サーモトロン－RF8」という装置はできたけれども、肝臓のような大きくて血流が豊富な臓器のガンは、いくら電磁波加温装置で加温しても血流で温度が運び去られてしまうため、ガンへのダメージが少なく、効果はないだろうと悲観的でした。

それならば、「血流をストップさせている間にハイパーサーミアを行えばどうか」というのが、私の考えでした。

前置きが長くなりましたが、**（写真1a）**が巨大な**肝臓ガン**のCT写真です。今から20年ほど前でしたが、手術はできないし抗ガン剤は効かない、塞栓療法をするには大きすぎるというので、治療法がないと見捨てられていた患者さんでした。

ほかに治療法がないのなら、新しい方法にチャレンジしましょうと患者さんに説明し、肝臓ガンの第1例となる〈塞栓療法＋ハイパーサーミア〉が始まったのです。

私のアイデアは、塞栓物質にＤＳＭと呼ばれるジャガイモでんぷんで作られた微粒子に少量の抗ガン剤を混ぜたものを使い、繰り返して注入できるように、カテーテルのポートを鼠径部《そけいぶ》に留置するものでした。ちなみにＤＳＭとはdegradable starch microspheresの略で、私がスウェーデンを訪問したとき、Pharmacia社と交渉して輸入したものです。

ご存じのように、でんぷんは血液のアミラーゼという酵素で溶けます。DSMを使ってガンを塞栓すれば1時間余り血流がストップしますから、その間にハイパーサーミアを行えば、ガンの温度上昇を期待できます。その後に塞栓物質が溶解するときに、混ぜてあった少量の抗ガン剤（MMC：マイトマイシンC）がガンの内部にゆっくり放出される理屈です。

温熱でダメージを受けたガンに、少量の抗ガン剤がとどめを刺すのですから、わかりやすく、理にかなっております。抗ガン剤の副作用は全くありません。

巨大な原発性
肝臓ガン

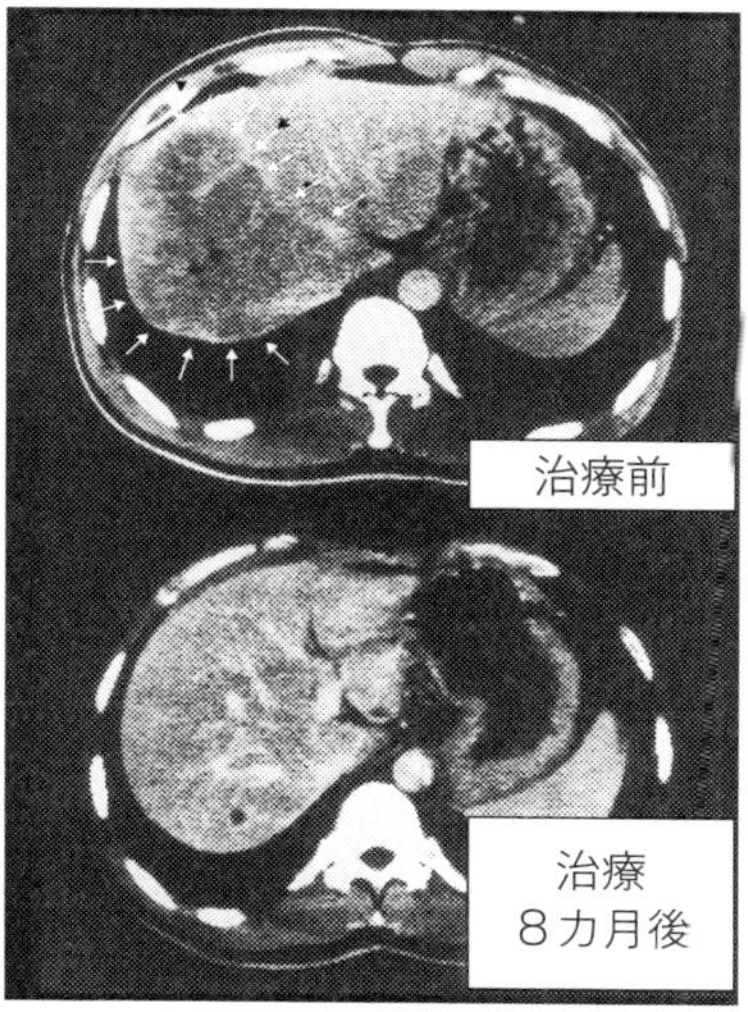

（京都府立医大第１内科症例）

写真１

週に一度、肝臓ガンを塞栓した直後にハイパーサーミアを1時間行い、これを繰り返しますと、あの巨大な肝臓ガンが8カ月で消えるという、奇跡が起きたのです（**写真1b**）。

この劇的な歴史に残る症例に勇気を得た私たちは、肝臓ガンの治療に没頭しました。その結果、普通の塞栓では効果のなかった5センチ以上の大きな肝臓ガンが、ハイパーサーミアを併用することで消失あるいは縮小することを見いだし、**『肝臓ガンの温熱化学塞栓療法』**を確立したのでした。

そんな頃、先輩のドクターが体調を崩し、腹部CTの検査で、肝臓に機関銃で打ち抜いたような多発転移が見つかりました。**転移性肝臓ガン**です（**写真2a**）。そのドクターは、時折ふらりと教授室を訪れ、診断のつきにくい症例や、医学生の教材になるような患者さんを紹介してくれています。

レントゲンの袋から腹部のCT写真を取り出したドクター、

「これをどうご覧になります？」

「肝臓に無数のガン病巣がありますね。他臓器からの転移と思われますが、原発巣はどこでした？」

　そうしゃべりながら写真を見ますと、フィルムにある患者の名前が、何とその先生ではありませんか。思わず私は、絶句しました。ドクターは、ご自分のＣＴ写真を持参されていたのです。

　大きな病院の院長をしておられたそのドクター、写真を見て驚いた若い医師が、「膿瘍《のうよう》かもしれませんから、大学で相談されてはどうでしょう」と言葉を濁したので、私のところに相談に来られたのでした。

　早速検査をした結果、原発巣は胃ガンで、そこから肝臓に転移していたの

『胃ガンの肝転移』

（62歳男性）

治療前

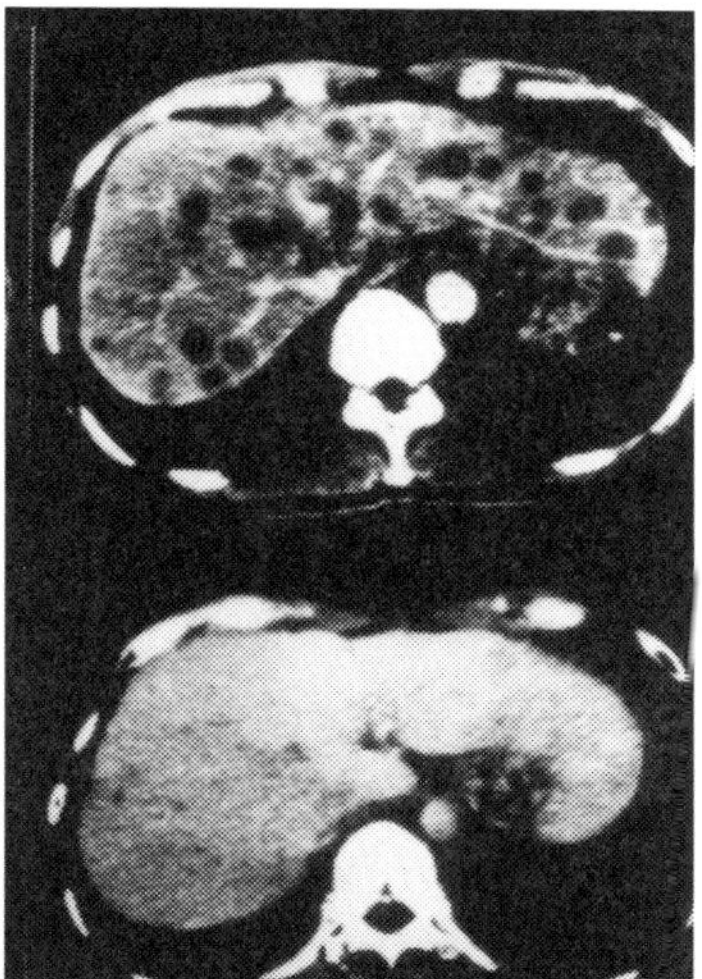

治療６カ月後

（京都府立医大第１内科症例）

写真２

です。

常識的には、抗ガン剤しかありません。そこで私は、これまでやってきた肝臓ガンの治療法を説明しました。そして、転移性の肝ガンは初めてですが、まず原発巣の胃ガンを切除し、それから肝転移を私たちの方法でたたくことを提案したのです。

胃ガンの手術を依頼された外科の教授は驚きました。これほどの肝転移があるのに、原発の胃を手術するのは、前代未聞だったからです。

結局、胃の手術をしてから肝転移の治療に入りましたが、誰の目にも（あと数カ月）と思われていたドクターの肝転移は6カ月で消失。ご本人は仕事に復帰され、1年半をお元気に過ごされたのでした（**写真2b**）。

それを知った外科の教授、信じられないという顔をしていたのを思い出します。

膵臓ガンでも延命できる

京都にある中核病院で**膵臓ガン**と診断され、手術はできないので余命6カ月の宣告を受けた73歳の男性患者さん。私の友人である外科医の院長の紹介状を持って、ご家族が相談に来られました。

ガンは膵臓の頭部にあり、十二指腸に食い込んでいます。年齢や状況から、やはり手術はできないだろうと判断し、「抗ガン剤のジェムザールとハイパーサーミアの併用をいたしましょう」という返事を持たせてお帰りいただきました。机の上に、ご家族に説明するために私が書いた膵臓ガンの絵が残されていました。

そこへ、関西の医科大学で外科の教授をしている古くからの友人が、別の用件で来られました。挨拶《あいさつ》も早々に机の上の絵を見つけた彼が、「おいしそうですね」と言うではありませんか。その「オイシソウデスネ」という言葉、今も私の耳に残っています。

外科の教授ともなれば、難しい手術にチャレンジしたい気持ちが強いのでしょう。特に消化器ガンが専門だけに、目はその絵にくぎ付けです。

「取れますか?」

「取れるでしょう」

「取りますか?」

「やらせてください」

話は決まりです。家路についているはずのご家族を携帯電話で呼び出し、「手術をすることに方針が変わりました」と伝え、院長にもその旨を電話しました。

私のところに入院した患者さんの手術は、数日後に教授の執刀で行われました。大変な難手術でしたが、膵頭部のガンと十二指腸を切除し、膵臓と胆管を空腸につなぎ、胃と空腸の吻合《ふんごう》で終えました。

2週間が過ぎてから、抗ガン剤のジェムザールとハイパーサーミア治療が始まりました。

患者さんの体調は良くなり、3カ月で外来通院に切り替えましたが、自宅の畑で耕運機を乗り回すなど、近所の人たちが「本当に膵臓ガンだったの?」と驚くほどの回復ぶりでした。

治療を始めて1年ほどは全くお元気で、食欲もありましたが、やがて腫瘍マーカーが少しずつ上がりかけてきました。それでも2年が過ぎるまで元気に普通の生活をしておられましたが、軽い認知症が現れ始めた頃、肝臓に小さな転移が現れました。

残念なことに、認知症の進行と共に次第に意思疎通が難しくなり、ハイパーサーミアを中止せざるを得なくなってしまいました。

手術を担当した外科の教授は、その患者さんが2年間も元気に過ごされたことを聞き、驚いていました。「手術は自分でも満足する出来映えでしたけど、常識的に見てあの膵臓ガンは、術後半年の生存が普通だと思っていました。ハイパーサーミアって、効くのですねえ」と、認識を新たにされていたのが思い出されます。

Q&A コラム

Q子「ハイパーサーミアが、加温装置を使った外部加温だというのはわかりました。でも、一口にガンと言いましても、いろんなガンがありますでしょう？ どこのガンでも、治療できるのでしょうか？」

A夫「前に菅原先生の本を紹介したけど、その中に『ガン細胞をバラバラにすると温度の影響は正常細胞と変わらないが、身体にくっついているガンは高温に弱い』とあっただろう？」

Q子「はい、覚えています。それが、正常組織とガンで血管の違いがあるので、外部からの加温でガンだけ温度が高くなるのですね？」

A夫「ということは、ハイパーサーミアの対象になるのは固形ガンというのがわかるね？　白血病のようなバラバラになった腫瘍細胞には、効かないんだよ」

Q子「それにしても、大きな肝臓ガンが消えた症例は、すごいですね。ガンを兵糧攻めにするというお話、面白かったですわ」

A夫「おや。君のように若い女性が、兵糧攻めという言葉を知っていたとは、驚きだな」

Q子「先生は、若い女性が戦国時代の物語にはまっているのを、ご存じないのですね？」

A夫「あはは、参ったな。草食男子に肉食女子というのを聞いたことがあるけど、女性の方が、たくましいみたいだね」

Q子「また、セクハラ発言ですよ。それで、先生は『肝臓ガンを兵糧攻めしている時にハイパーサーミアをすれば、血流が途絶えているガン組織の温度を、簡単に上げられるはずだ』と、自信がおありだったのですね？」

A夫「確信があったわけではないけど、ラッキーだったのは、最初の巨大な肝臓ガンが消失したり、胃ガンの多発肝転移が半年で消えてしまったことだよ」

Q子「はじめて見せていただきましたけど、すごいですね。その時のガンの温度

A夫 に、何度くらいまで上がったのでしょうか?」
「当初は、細い温度センサーを挿入して、正常の肝臓とガンの温度を測定していたんだ。ハイパーサーミアがよく効いた症例では、ガンの温度は最高で45℃まで上がっていたよ。周囲の肝臓は、40℃までだったなあ」

Q子 「そこまで温度が上がれば、ガン細胞は全滅ですね?」

A夫 「その後の経験から、塞栓をしなくても、肝臓ガンにはかなりの効果が期待できるのがわかったよ」

Q子 「膵臓ガンって、手術ができないことが多いと聞きますけど、外科医の腕次第で患者さんの人生が変わるのですね。ということは、どんなお医者さんに出会えるかは、患者さんの運命みたいなものがあるのでしょうね」

A夫 「テレビで〈神の手〉ともてはやされている医者が、必ずしも名医でなかったり、横柄で患者さんに冷たいこともあるからね。この膵臓ガンの患者さん、やる気満々の熟練した外科医に出会えたから良かったんだね。手術したドクターも、せいぜい半年と思っていたのがハイパーサーミアで2年生存したのだから、驚いておられたな。良い外科医とハイパーサーミアに出会えたのが、その患者さんの運命だったのかもしれないね」

Q子「先生のご経験から、他のガンでの治療は、どんな感触でした?」

A夫「ハイパーサーミア単独で治療した症例よりも、抗ガン剤と併用した患者さんが多いけど、肺ガン、乳ガン、膵臓ガン、卵巣ガン、直腸ガン、前立腺ガンなどに、効果が見られたね」

Q子「ガンが進行して、胸水や腹水がたまる場合はいかがですの?」

A夫「ガン性胸膜炎や腹膜炎は、かなり末期と考えられるから、積極的なガン治療は中止になることが多いようだね。そんな時には、前に免疫療法のところで話の出た溶連菌製剤の〈ピシバニール〉を胸腔内や腹腔内に注入してからハイパーサーミアをすると、よく効くんだよ。細胞を調べてみると、ガンの塊に免疫細胞が群がってやっつけているのがわかるんだ。諦めないで、患者さんが少しでも楽になることを、考えてあげたいね」

Part 9 ハイパーサーミアでガンは治りますか？

新しい治療に期待を持ちすぎないで

私は、『ハイパーサーミアは第4の対ガン戦略である』と位置づけています。外科手術・放射線療法・化学療法のいわゆる〈標準治療〉に次ぐ、健康保険で認められた〈4番目〉の有力な治療法だからです。

前にも言いましたが、ガン治療の効果は〈腫瘍の縮小〉を目指しています。しかし、いくら標準治療が進歩したと言っても、現実にはガンで亡くなる患者の数は増える一方であるのは否定できません。〝このままではいけない〟という思いは、患者さんの側も医師側も痛感しているのですが、標準治療に続く治療法がなかなか現れませんでした。

そこに登場したのがハイパーサーミアです。単独でも、放射線や化学療法との併用でも、着々と治療効果を積み上げてきていますし、何よりも副作用がないのはうれしいことなのです。

ただ、新しい治療法が現れますと、患者心理が「これでガンが治る、治してほしい！」という期待に膨らんでくるのは当然の成り行きでしょう。

一方、医師の方は放射線や粒子線のように、腫瘍がみるみる小さくなれば文句なしに受け入れますが、私の言うところの「縮小なき延命を目指す」とか「NCかSDを大切にしよう」では、すぐに飽きてしまうところに問題があります。

患者さんに、「ハイパーサーミアでガンは治りますか？」とよく聞かれます。

私の答えは、次のようになります。

「ハイパーサーミアは、万能の治療法ではありません。手術・放射線・抗ガン剤で治せないガンを消すことができたら、ノーベル賞ものですよね」

「いまのガン治療は、いかにすればガンが小さくなるかに目を向けていますね。そのために、患者さんは抗ガン剤の副作用で泣いています」

「ハイパーサーミアでガンが縮小する例はたくさんあります。でも、第一目標を（ガンが小さくならなくても、大きくさせないこと）に置きましょう」

「ハイパーサーミア単独治療でもガンが小さくなることはよくありますが、何しろ相手はしたたかなガンです。放射線や抗ガン剤をうまく併用すれば、更に小さくなることも期待できるのです」

「どのくらい治療を続ければよいかと聞かれます。抗ガン剤や放射線治療は副作用のため限度がありますが、ハイパーサーミアは副作用がありませんから、できるだけ長期間続けたいですね。ガンが消えなくても、長期にわたって平和共存できることを期待したいものです」

Q&A コラム

Q子「患者さんの気持ちは、ガンを治してほしいと考えるのは当然でしょうけど、それほど簡単な相手ではないのですね」
A夫「患者心理で、言い忘れていたことがあったよ。最近では、ガンとわかればすぐ告知する時代になっているけど、告げられた方の患者さんにすれば、大変だよね」

Q子　「ワタシの祖父がガンと診断されたときには、本人に知らせないようにと先生から言われましたから、病名を隠すのが大変だったと祖母が言っていました。そのうち本人が気付いたようですけど、普段は落ち着いている祖父が、かなりうろたえていたみたいです」

A夫　「カナダ人のキューブラー・ロスという心理学者が、ガンと告げられた患者さんの心の動きを書いているんだよ。最初の衝撃のあと、**第1段階**が〈**否認**〉で、『何かの間違いだろう』という気持ち。**第2段階**が〈**怒り**〉で、『なぜ自分なんだ』と腹が立ち、周囲に当たり散らすなど、手がつけられない患者になる。**第3段階**が〈**取り引き**〉で、神様・仏様に頼るのが多いけど、にわか信者に神様・仏様はノー・アンサー。そして**第4段階**が〈**鬱状態**〉で、落ち込んでしまう。そうした揺れ動く心理の中で、**第5段階**ではガンを〈**受容**〉するのだけど、〈**デカセクシス**〉という引きこもり状態になる人も多いんだよ（図6）」

Q子　「ガンを受け入れるまでには、いくつもの心の変遷があるのですね」

A夫　「個人差があってね。すぐ受容できる人もいれば、怒りと取り引きの間をウロウロする人など、さまざまのようだな。ロス女史が強調しているのは、この5

段階を通じて、患者に〈希望〉を持ち続けさせるのが大切だということだ」

Q子　「そこがわからないのですけど、治らないガンとわかっているのに、どうして希望が持てるのでしょうか？」

A夫　「キミが、ガン患者になったつもりで考えてごらんよ。どんな希望がある？」

Q子　「やはり、ガンを治してほしいですわ。それが最大の希望かしら」

A夫　「今はなくても、近い将来、新しい治療が開発されるかもしれないという希望

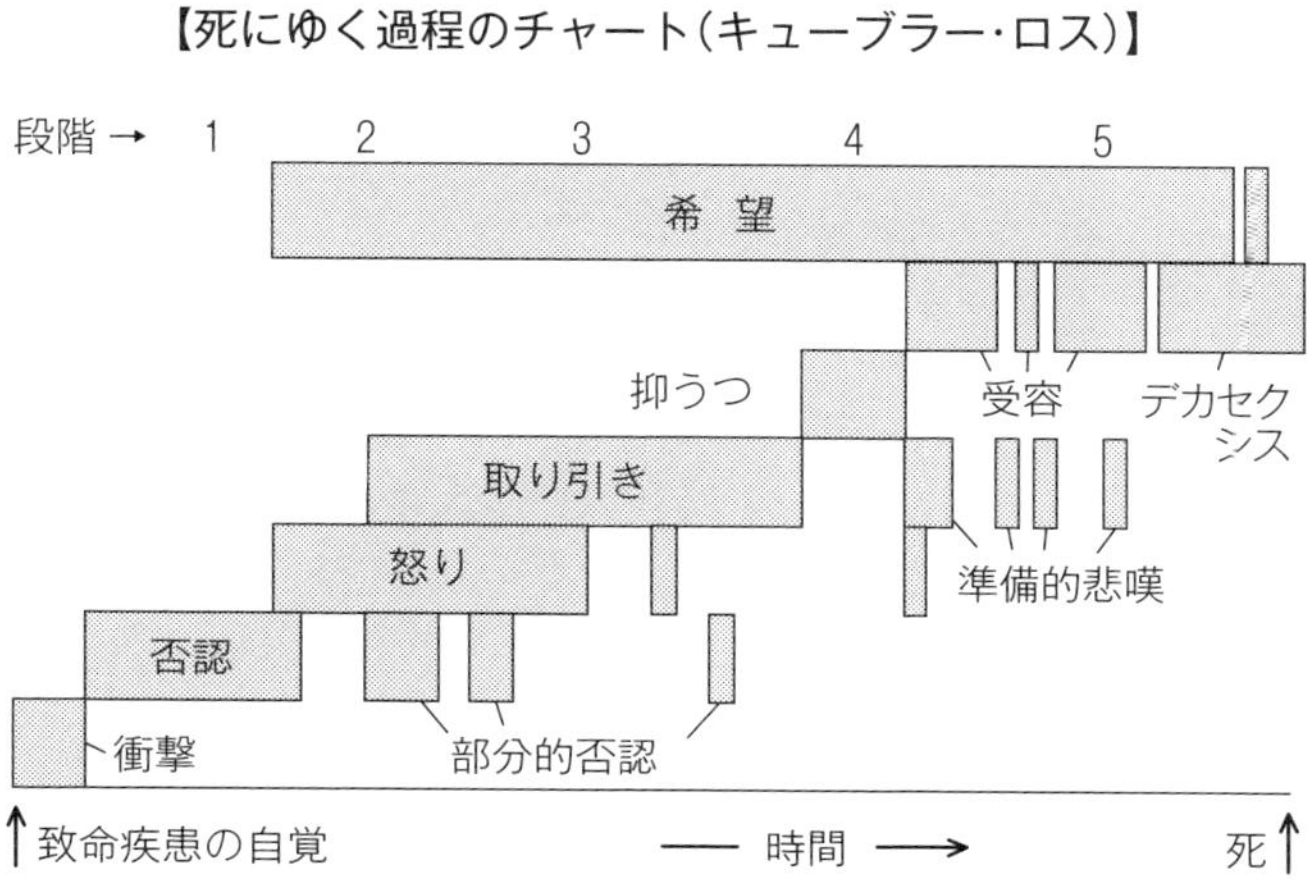

【死にゆく過程のチャート(キューブラー・ロス)】

図6

もね」

Q子「ほかにも、希望ってあるのでしょうか?」

A夫「一家の主人だと、このまま仕事が続けられることを願うだろうね。勤務先に病気のことが知れたら、昇進どころか肩たたきにあうかもしれないしね。もし自分の身に何かがあっても、家族が路頭に迷わないようにしておきたいのも希望だね。そして最後の時は苦しまずに逝きたいと願うかもしれない。人さまざまだろうよ」

Q子「残された時間を、より良く過ごしたいと思うのも、希望ですよね」

A夫「それが、良いQOL、つまり〈生活の質〉をどう維持するか、になるわけだね」

Q子「ガンを告知されたときの患者心理はわかりましたけど、近頃は『あと3カ月です』といった具合に、余命を告げるのも普通になっているのではありませんか?」

A夫「アメリカ式に、はっきり言うのが若いドクターの間で普通になっているようだね。でも、私は反対だよ。だって、人間には寿命というものがあるけど、いくら経験を積んだ医者でも、あと3カ月の命かどうか、正確にわかるはずがないだろう? 私の患者さんで、あと3カ月と言われてから、カレンダーの日付を示鉛筆で毎日消しているのを見てね。予後をはっきり告げるのは、患者さんの闘病意欲を失わせるから、問題だと思ったなぁ」

Q子「そうですわね。先生は経験を積んでおられますけど、進行したガンの患者さんに、どのように余命を告げているんですか?」

A夫「患者さんもご家族も、ガンが進行してくれば、先行きがおもわしくないのは自覚するものなんだ。私は、『なかなか敵は頑張っていますが、こちらも負けないように戦いましょうね。あきらめたら負けですよ。今あなたは、戦っているのですから』と言うね。ハイパーサーミアをしていると、他の病院で『何カ月です』と言われた患者さんが、元気に通っている例がいくらでもあるんだよ。最長記録が、6カ月と言われた人が9年も通院しているからね」

Q子「あ、そうだわ。病気の患者さんをお見舞いして、『ガンバレ』と言ってはいけないのでしたね?」

A夫「特に先が見えないガンのとき、『頑張って』と言っても、どう頑張るのか患者さんにはわからないんだよ。悩みを聞いてあげ、世間話をして、『また来るよ』でいいのじゃないかな」

Part 10 前向きの緩和医療としてのハイパーサーミア

ガン治療がどれほど進んでも、ガンで亡くなる患者さんの数は増え続けています。それだけ進行したガンで苦しむ患者さんも増えているのですから、そうした気の毒な患者さんの苦痛を和らげるために、「緩和医療」という言葉が生まれました。

これは、患者の苦痛を軽くするためには〈麻薬〉などを使い、また〈精神的なケア〉で生活の質を高めて良いＱＯＬ（クオリティー・オブ・ライフ）を維持させるのが目的です。そのために〈ホスピス〉があり、大病院には〈緩和医療病棟〉が作られるようになっています。

ガン患者さんの「痛み」

ガン患者さんが訴える「痛み（疼痛）」には、ガンが大きくなることで周囲の臓器を圧迫することで生じる痛み、骨や他臓器への浸潤に加えて神経を巻き込むための激しい痛み、それに心の痛みなど、それは多彩なものがあるはずです。

進行ガンでは、こうした訴えに加えて、食べられない、呼吸が苦しい、痩せてくるなどの症状に不安が重なりますから、痛みを抑えるだけでなく、栄養管理や精神的なケアも大切になってきます。

主治医としては、ガンと戦うために抗ガン剤を続けたいけれども、病気が進行してきますと、どこまで治療すべきなのか迷います。また、副作用などで患者さんの状態を更に悪化させる可能性を考えますと、積極的な治療を中止せざるを得なくなるのが普通です。むしろ、ガン治療に対して諦めムードに支配されてしまうものなのです。

ガン治療と緩和医療

WHO（世界保健機関）は、ガン治療と緩和医療の関係を、（図7上段）のようにするべきだと推奨しています。ガン治療が始まると同時に緩和医療を意識し、病気の進行と共に抗ガン剤を減らして、緩和医療の比重を増していくという指針です。

しかし、現実はどうでしょうか。恐らく（**図7中段**）に見られるように、手遅れの進行ガンで抗ガン剤の効果が期待できなくなれば、積極的な治療が途中で空白になっていると思われます。

時には、抗ガン剤の効果が見られなくなりますと、「ここでやれることは全ていたしました。これ以上することがありませんから、どこかご自分で病院を探してください」と治療中止を宣言する大病院が増える傾

【ガン治療と緩和医療】

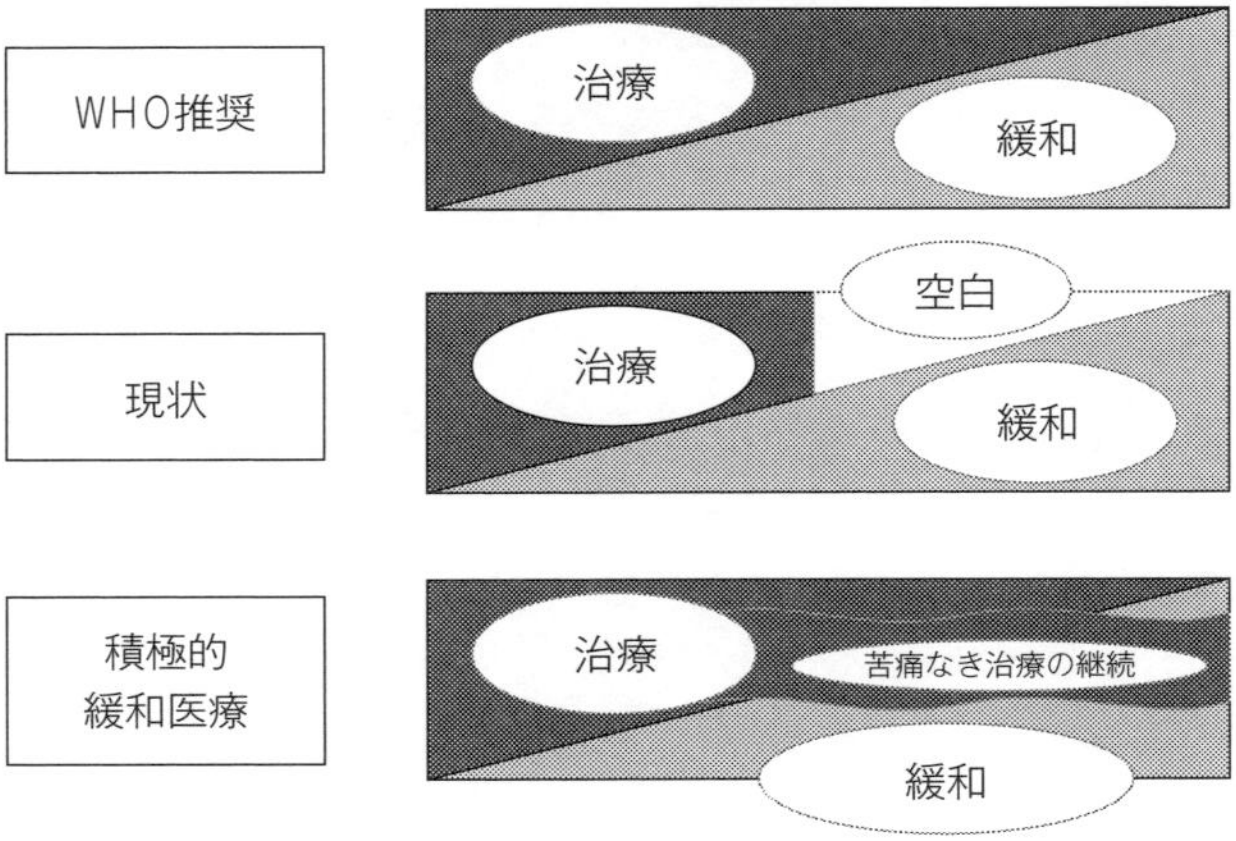

図７

向にあるようです。主治医に見放されたガン患者さんは気の毒な「ガン難民」。彼らはどこに行けばよいのでしょうか？

私の提案は、**（図7下段）**に見られるように、「いくらガンが進んでも、前向きのガン治療を継続するべきだ」というものです。その場合、患者さんを苦しませる治療には反対です。苦痛のない治療を行うことで、患者さんにガンと戦う意識を持ち続けさせ、前向きに生活していただきたいのです。それが、本書のタイトルにある『ガンになってもあきらめないで！』なのです。

皆さんには、強い味方のハイパーサーミアがあることを、忘れないでほしいと思います。

事例1 「先生。ディスコで踊ってきたよ」

それは、私が医科大学を定年退職して、新しく移った病院にハイパーサーミアの装置を導入してすぐの頃でした。

39歳の女性です。４年前に左の**乳ガン**を全摘出し、放射線治療と繰り返し抗ガン剤を受けましたが再発し、私のところに来られたときには、左の胸腔内にガンが大きく浸潤していました。呼吸も苦しそうで、胸の痛みも強いようです。

診察室に入り私が紹介状を読んでいますと、突然「抗ガン剤は絶対嫌です。もう疲れ果てました」と声を震わせ、涙ながらに、「お願いです。この病院で死なせてください」と、真剣なまなざしで私を見つめているのです。

とりあえず入院していただきましたが、胸部CTでは、(写真3a)のように、左胸腔内にガンが大きく浸潤し、胸の痛みと呼吸困難がありました。抗ガン剤を拒否されていますから、これといった治療はできません。

これまで肝臓ガンに対してはハイパーサーミアで成果をあげてきた私ですが、内科医にとって乳ガンというのは初めてです。早速、乳ガンをハイパーサーミアで治療した症例を探しましたが、手術前に抗ガン剤とハイパーサーミアを併用した例はありますが、胸腔内に再発した腫瘍を治療したという報告は見られません。

どこまでこの患者さんに効果が出るかわかりませんが、購入したばかりのハイパーサーミアがありますから、それについて詳しく説明しました。

温度でガンの縮小がなくても、増殖は抑えられるかもしれないこと。免疫が高まるのでガンに働く可能性のあること。痛みなどの症状が軽減されるはずであることなどを話しますと、「ぜひ受けてみたい」と乗り気です。

効くかどうかわからないけど、悪いはずはありません。経過を見ていますと、週に1回の加温を始めて10回、胸腔内のガンは心なしか小さくなっているように思えます（**写真3b**）。胸の痛みも消え、呼吸も少し楽な様子です。

20回が過ぎますと、予想外にガンは更に縮小してきているではありませんか（**写真3c**）。食欲も出て、明るい笑顔を取り戻した彼女は、病

乳ガン術後再発で、緩和医療を求めて来院した39歳女性。
積極的な治療を拒否。ハイパーサーミアを施行した。

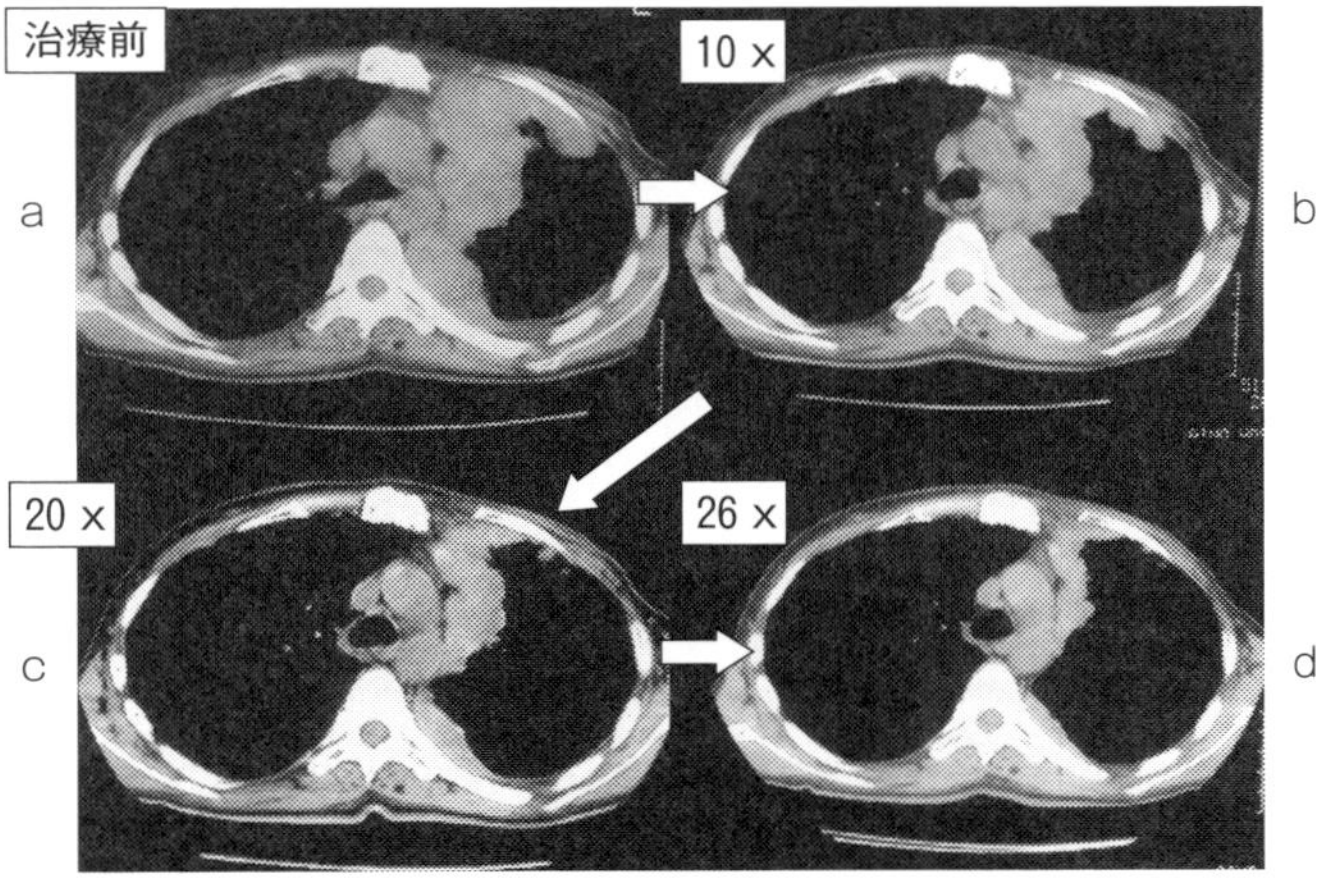

写真３

棟の人気者になりました。回診のとき、「先生。新幹線で博多に行って、屋台でおいしいもの食べて、ディスコで踊ってきたんだよ」と言うのには驚きました。(写真3d)は治療26回のもので、腫瘍は驚くほど小さくなっています。この時点で、私はガンが完治するのではないかとの期待を抱きました。けれどもその頃から骨盤の転移巣が痛み出し、ハイパーサーミアの加温部位を骨盤に変更せざるを得なくなりました。

一度はあきらめていた人生でしたが、ハイパーサーミアですっかり元気になり、生きる希望を見いだした患者さんは、その後も前向きにハイパーサーミアと代替医療に取り組んで、2年半の延命を見たのでした。

「ハイパーサーミアで、前向きにガン治療をしながら疼痛緩和に威力を発揮できた」という事実は、ガンの縮小だけを目指している現在のガン治療に、大きなインパクトを与えるものではないでしょうか。また、麻薬や精神的なケアで疼痛緩和を主体にするホスピスとも、立場を異にする緩和医療なのでした。

事例2　「先生。声が出るんだよ」

その56歳の男性は、ある医科大学の耳鼻科に**中咽頭《いんとう》ガン**と診断されて入院していました。ノドがガンで潰され、声は出ないし食事もとれません。何種類かの抗ガン剤を受けましたが一向に改善せず、手の施しようがなくなりました。困り果てた主治医からの連絡で、私のところで緩和医療をしてほしいというので、転院されたのです（**写真4a**）。

前にも言いましたが、私は内科医です。耳鼻科的なガンを扱ったことがありません。抗ガン剤をせずに緩和医療をしてほしいというのがご家族の希望でしたが、先の乳ガンの女性で予想外の効果を見ていますから、あきらめずハイパーサーミアで前向きの治療をしてみようと思ったのです。（このあたり、きっと私の好奇心が頭を持ち上げたのでしょう）

そこで、医科大学で使われたのと同じメニューの抗ガン剤を使い、それにハイパーサーミアを併用してみることにしました。頭頸部ガンの加温は初めてですから、電極を当てる部位に苦労しましたが、３カ月半が過ぎた頃、回診に行った私にしゃがれた声で

「先生。声が出るんだよ」と言われるではありませんか。今でもはっきり、耳に残っています。

実は、医科大学で主治医だった耳鼻科の医師が、週1回アルバイトで診察に来ていました。その患者さんにみられたハイパーサーミアの効果を自分で確認し、とても驚いていました（**写真4b**）。

ただ、患者さんにすれば、声は出るし食事が入るようになったのがうれしかったのでしょう。急いで食べたものを誤嚥《ごえん》して肺炎にかかり、亡くなられたのが悔やまれます。

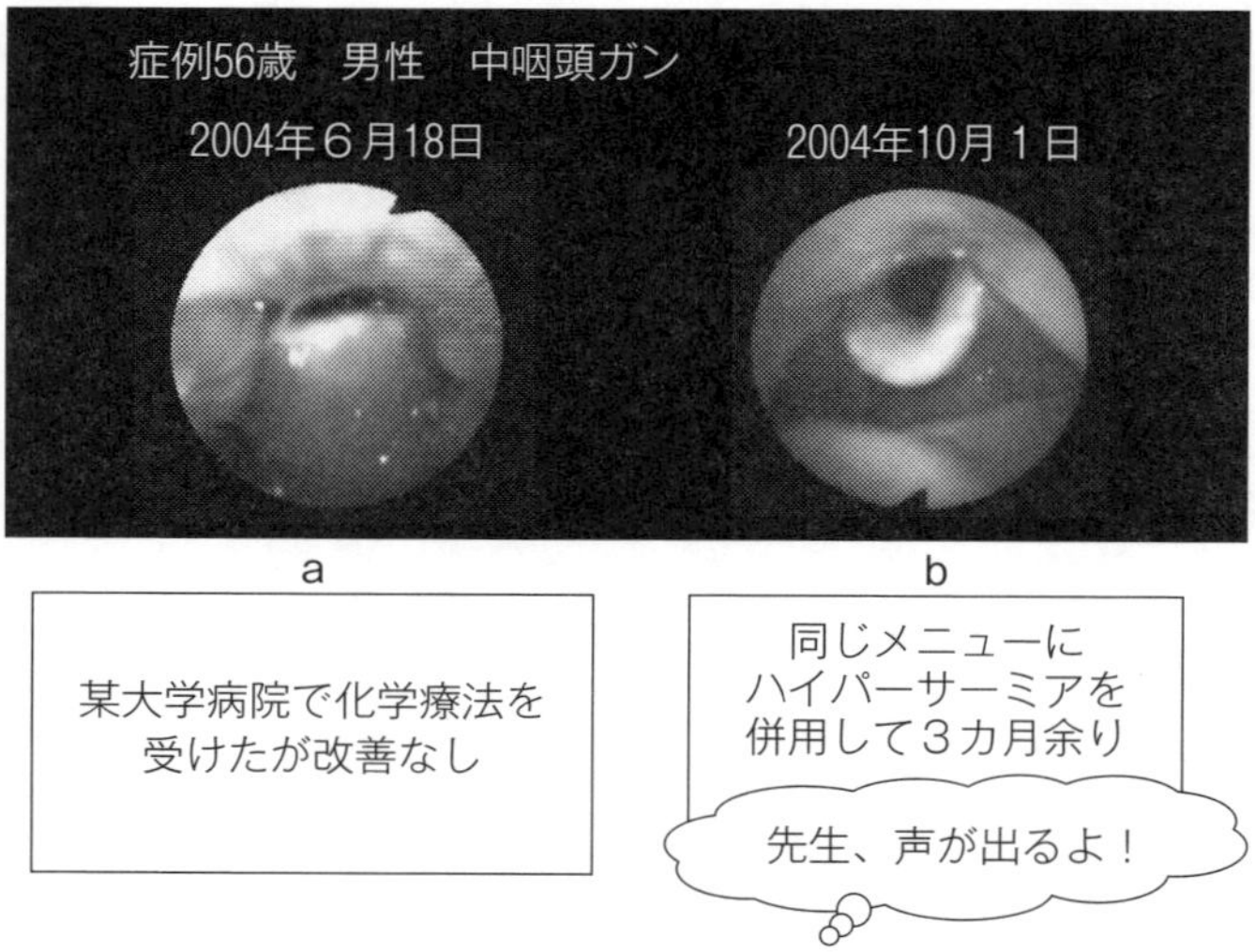

症例56歳　男性　中咽頭ガン
2004年６月18日
2004年10月１日
a
b
某大学病院で化学療法を受けたが改善なし
同じメニューにハイパーサーミアを併用して３カ月余り
先生、声が出るよ！

写真４

Q&Aコラム

Q子　「乳ガンの方も、中咽頭ガンの患者さんも、先生のところに緩和医療を求めて来られたのでしょう？　緩和医療というのは、実習でホスピスを見学したときに習いましたけど、麻薬などの薬物で痛みを抑え、あとはティータイムやお話し会でリラックスされていました。延命するというのが目的ではなくて、皆さん残された時間を大切にしようという気持ちが強いようでした」

A夫　「その通りだよ。末期のガン患者さんをみとるのが〈ターミナル・ケア〉、つまり〈緩和ケア〉だけど、大抵はその時点で、積極的なガン治療はあきらめているのが現実だと思うね。でも、私は副作用で患者さんを苦しめるのでなければ、たとえ末期の患者さんでもガン治療は続けるべきだと思っているんだよ」

Q子　「WHOの指針も、最後まで治療を続けるようにと言っていますけど、ドクターの方が治療することをあきらめてしまうのでしょうね」

A夫　「私にはハイパーサーミアという武器というか治療手段があるから、〈積極的な緩和医療〉という言葉を提唱し続けているところなんだ。だって、『**もうあなたには、緩和医療しか残されていません**』と言われるのが良いか、『**ハイパー**

サーミアがありますから、あきらめずに最後までガンと戦いましょう』と言われるのが良いか、考えてごらん。前向きに病気と向き合ってこそ、闘病意欲が湧くだけでなく、免疫力も高まるから、そういう姿勢を患者さんに持ち続けてもらいたいと思っているんだよ。それが、ハイパーサーミアの役割の一つだと確信しているからね」

Q子　「医療から見放された患者さんを、最期まで応援するという姿勢、素晴らしいと思いますわ。それで、ハイパーサーミアを続けられた患者さんですけど、ご臨終の様子はいかがですの？」

A夫　「長年ハイパーサーミアで患者さんを治療しているとね、亡くなられる最期の様子が変わってきているのに気がついたんだよ」

Q子　「どう変わってきたんですか？」

A夫　「人間には寿命があるから、誰もがいつか、死を迎えるものだろう？　ガンになって人間がうろたえるのは、死ぬときに『苦しいだろうか？』『痛いだろうか？』といった、未知への恐怖だと思うんだ。もちろん、寿命が来る手前でこの世に別れなければならないのだから、他人にはわからないつらいものがあるに違いないけどね」

Q子　「はい」

A夫「ハイパーサーミアで治療された大勢の患者さんの臨終に立ち会ってきたけど、ほとんどが苦しみのない、静かな最期なんだよ。印象に残るのが、体格の良い小学校の校長先生が肺ガンで入院しておられてね。毎年、検診をうけておられたけど、心臓の後ろに肺ガンができていて見落とされていたんだよ」

Q子「まあ、お気の毒に。きちんと検診を受けていたのに。悔やまれていませんでしたか?」

A夫「それがね。『検診で見落としがあったのは仕方がないですね。それよりも、今回セキが出たので受診した県立病院でCTの検査をしていただき、肺ガンを見つけてくれたドクターに感謝しています』と言われたときには、頭が下がる思いだったよ」

Q子「さすが教育者なんですね。人を恨まず、感謝の気持ちを持ち続けるって、見習わなければなりませんわ」

A夫「入院して抗ガン剤とハイパーサーミアで治療してみると、拳の大きさだったガンはみるみる小さくなって退院。やがて増大してまた入院と、シーソーゲームになっていたんだよ。ある日のこと、奥さんと病室のベッドに腰掛けてテレビを見ていた時、すうーっと奥さんにもたれかかられたそうなんだ。奥さんが『眠ったのかしら?』と思ってよく見たら、静かに亡くなっておられたんだよ。穏やかな死に顔で、まさに大往生だったね」

Q子「どうしてそうなるのでしょうか?」

A夫「わからないけど、おそらくハイパーサーミアの治療を続けることで、免疫力が保たれるから、ガン末期に見られる肺炎などの感染症が予防できるのが大きいのだろうね。もうひとつは、加温によってエンドルフィンなどの幸せホルモンが出て、体調が維持できていたからかもしれないね」

Q子「苦しみのない最期って、理想ですわね」

A夫「そういうことがあってから、ハイパーサーミアを受けていた患者さんが亡くなられたと連絡を受けると、必ずご家族に『最期はどのようでしたか?』と聞くことにしているんだよ。大抵が『静かに眠るように亡くなりました。麻薬も減りました』というお返事なんだ。病気が急変した患者さんの〝生命を救う〟のが医療の根底にあるのは間違いないけど、不治の病気に苦しむ患者さんを〝静かに送ってあげる〟のも大切な医療だと思うようになったね」

患者の自己決定権を大切にしたい

ガンと診断され、これから戦おうとしている患者さん。

ガンと長く戦い続けてきたけど、再発などで苦しんでいる患者さん。

主治医の治療方針を聞き、従うべきかどうかで迷っておられる患者さん。

いろいろの患者さんがおられますから、医師の方も病気の治療をどうするのが良いか、しばしば迷い、決断を迫られます。

まず医療を行うとき、医師にはプロとしての〈裁量権〉がありますから、ベストの治療法を患者さんに提案することになります。

それに対して患者さんには、「患者の権利」として認められている〈自己決定権〉がありますから、ご本人の意思で検査や治療法を選択することができるのです。

ただ現実には、弱い立場（？）にある患者さんが、医師の方針に反対して自己決定権を主張することは、比較的まれなようですね。

大勢のガン患者さんと〈ご縁〉をいただき、ハイパーサーミアで治療をしていますと、医療を行う側の常識を覆して、時には治療方針に反対される患者さんに出会います。

もちろん、ご本人はガン治療について専門家から方針を聞き、場合によってはセカンド・オピニオン、サード・オピニオンを聞かれた上での決心なのでしょうが、こちらも簡単に「では、そうしましょう」と言うのは問題があります。一応、医療の常識をお話しした上で、ご本人の決意がどの程度のものであるかを確認しなければなりません。

事例3 手術をせずに、ハイパーサーミア単独で治療

45歳の男性患者さん。**胃の早期ガン**が見つかり、主治医は即座に手術を告げました。医学の常識で、胃の早期ガンなら手術で完全に治せるからなのです。

ところが、彼の祖父と父親が同じような胃ガンで手術を受けましたが再発し、抗ガン剤治療を繰り返しながら亡くなったのを、彼自身の目で見ています。それだけに「自分の場合は手術をしたくない」という思いが強くなっていたようです。いくつかの病院を回りましたが答えは同じです。「手術をしないのなら治療はできません」と追い返され

るのでした。

ご縁があり私のところに来られましたが、手術をしないという ご本人の強い意志は変わりません。もちろん私も最初は何度か話し合って手術を勧めましたが、最終的に彼の自己決定権を尊重し、ハイパーサーミア単独で治療を続けることに同意したのです。

あれからもう4年になりますが、ハイパーサーミアがガンの進行を抑えているのでしょう、元気に仕事をしながら通院を続けておられます。

患者さんの自己決定権に対して、どのように医療者が対応すべきなのか、日本ではまだまだ議論が尽くされておりません。それだけ、患者の人権についての考え方が、遅れていると言えましょう。

若いドクターは、どうしてもマニュアル通りの医療しかできませんから、（まず手術する）という考えから脱却するのは難しいでしょう。それはそれで正しいのですが、患者さんの側からすれば（なぜ自分の気持ちを聞いてもらえないのだろう）という不満が残ります。

私のような年配のドクターになれば、経験もあり独自の人生観を持っていますから、患者さんの訴えに十分に耳を貸し、柔軟に対応できるのです。

いかがですか？　患者の皆さん。主役は〈あなた〉です。自分の意見をしっかりお持ち下さいね。

Q&A コラム

Q子　「授業の医学概論で、インフォームド・コンセントを勉強しましたけど、その中の〈患者の権利〉で、自己決定権のことを教わりました。でも、日本人は謙虚であまり自己主張をしませんから、治療方針は医師が決めることが多いのではないでしょうか」

A夫　「そうだね。〈十分に説明して同意を得る〉のがインフォームド・コンセントなのだけど、患者さんの側から質問がなければ、医師はわかってくれたと思う傾向にあるのだろうね」

Q子　「それと、セカンド・オピニオンも患者の権利だと聞きましたけど、日本ではまだうまくいっていないように思えますね。先日、外部の病院の外来実習のとき、ガン患者さんが、『温熱療法を受けてみたいので、紹介してもらえませんか』とお願いしておられましたけど、ドクターは『あれは熱いだけで効かないよ。どうしても受けたいなら、ここの治療は中止だね』と怒ったような口ぶりなんです。それって、おかしいですよね?」

A夫「そういう話は、よく聞くねえ。医師の思い上がりが、まだまだ根本にあるんだろうね。欧米では、患者の権利は法律で守られているから、もし医者がそれに従わなかったら、裁判になれば医師が負けるね。その点、日本は法の整備が遅れていて、患者さんを守るという精神が、まだまだ希薄のようだなあ」

Q子「安楽死のことも講義で習いましたけど、これも日本では法律で認められないそうですね?」

A夫「安楽死は、国によって認めているところと、そうでないところがあるようだね。日本という国は、この問題に限らず人権問題などの突っ込んだ議論をせずに、先送りにしてきた歴史があるんだよ。でも、現実には苦しむ病人を見かねて安楽死させる事件が報道されているだろう? 手を下した人が殺人罪で訴えられ、裁判になるのだけど、どんな事情があるにせよ、亡くなった本人が自筆で安楽死を望んだということを書いていなければ、証拠不十分で有罪になるんだよ」

Q子「そんなの、おかしいわ。重症の患者さんに、自筆の書類を書かせるなんて、できませんよ」

A夫「尊厳死のことも聞いただろう？　日本には尊厳死協会というのがあって、不治の病のときには無駄な延命措置をしないでほしい、苦しみは取り去ってほしいことなどを、遺書に残しておくんだよ。10万人以上の会員がいるけど、これも日本では法律として認めていないんだ。ワタシは、尊厳死を理解する医師として、登録されているけどね」

Part 11 ハイパーサーミアの実際

いろいろお話ししましたが、今度は「あなたご自身がハイパーサーミアの治療を受ける」という想定で、シミュレーションをしてみましょう。

どこのガンでも受けられますか？

ガンという強敵は、身体のどこに現れるかわかりません。

ハイパーサーミア治療の対象になるガンは、〈固形ガン〉です。頭頸部から手足の先まで、内臓・骨・筋肉・乳房・皮膚など全てのガン治療に使えます。ただし、脳と眼球の腫瘍には使えないとされています。

加温するには二つの電極でガンの部位を挟み、電磁波を流します。胸部や腹部のガンは加温しやすく、30センチの電極で挟みます。前立腺や婦人科ガンも同じです。

私の経験では、多くの場合は腹臥位《ふくがい》（はらばい）で治療されることをお勧めします。胸部や腹部の凹凸が、腹臥位になることで体重により圧迫され、平らになるからです。腹部の脂肪もその方が圧迫され、加温しやすいのです。ただ、病気の具合で腹臥位が難しければ、仰臥位《ぎょうがい》（あおむけ）や側臥位《そくがい》（横向き）でも治療は可能です。

口腔外科・耳鼻咽喉科領域では、上・中・下咽頭ガン、喉頭ガン、舌ガン、歯肉ガン、副鼻腔ガン、甲状腺ガンなどがあります。凹凸の多い頭頸部のガンは、小さめの電極で左右から、あるいは前後から患部を挟むのに工夫が必要です。

電極にはボーラスと呼ばれる水袋がついていますが、それでも皮膚との間に隙間《すきま》ができる場合には、塩水をいれたビニール袋を挟み込みます。

腫瘍が偏って存在するときには、電極のサイズを変えて加温の中心部を調整します。例えば乳ガンでは、乳房に小さめの電極を、背部に30センチの電極を置き、加温の焦点が小さい電極の方に移動するようにするのです。

ただ、温度が上昇しにくいのが皮膚です。皮膚ガンや、乳ガンの皮膚浸潤には、現在の加温装置は力不足のようです。

もう一つ、白血病のような〈血液ガン〉は化学療法が効果を発揮しますから、そちらが中心になります。白血病は、ガン化した血液細胞がバラバラの状態で骨髄・血管内・臓器内に散らばっていますから、ハイパーサーミアで加温しにくいのです。まぎらわしいのが〈悪性リンパ腫〉で、臓器に浸潤するタイプは対象外ですが、リンパ節などに腫瘍塊を形成するものは治療する価値があります。

ハイパーサーミアを行う上でちょっと困るのが、肥満体の方。皮下脂肪が邪魔してガンの加温が難しく、深部にあるガンの温度を上げようとしますと、皮膚の熱感やピリピリした痛みを感じることがあるからです。

皮膚にピリピリ感や熱感があって痛いときは、ボーラスと皮膚の間の汗を拭いてください。

加温中、手足をマッサージしてあげると、患者さんはリラックスしますし、温度の上昇が良いようです（上田方式）。

体内に金属が入っている場合は？

ガンとは直接関係のない体内金属器具に、心臓のペース・メーカーがあります。これは電磁波によってリズムが狂いますから、ペース・メーカーが入っている場合は、原則ハイパーサーミアはできません。電車などで、「高齢者席では携帯電話を使わないように」とアナウンスされますが、携帯電話からの電磁波を意識しての注意なのです。

ガン患者さんでよくあるのが、金属ステントです。ステントは、ステンレススチール、コバルト合金などの金属でできた細い管で、血管や胆管・尿管・消化管などが細くなって通過障害を来した時に挿入する医療機材です。

ハイパーサーミアが開発された頃は、体内金属が使われている場合は電磁波で高熱になるので、そうした患者さんにハイパーサーミアはできないとされていました。

最近は、検査にＭＲＩ（磁気共鳴診断装置）が使われるようになりました。ＭＲＩを受ける時には、磁力の影響がある金属を身体から離さねばならないのはご存じですね。そのために、ＭＲＩ診断の支障にならないようにと、ほとんどのステントを含めた体内留置金属にチタン合金が使われるようになりましたから、ハイパーサーミアを行うときに、問題になることが少なくなりました。

多くの場合、ステントの管の中には血液や体液が流れていますから、ハイパーサーミアを行う場合に加熱して周囲を傷をつける心配はいりません。ただ、食道ステントは内径が大きく、また内部に液体が入っていないことがありますので、注意深く観察しながら加温します。

さあ、治療開始です

さあ、治療を始めましょう。

●治療に1時間ほどかかりますから、先にトイレをすませましょう。それと汗をかきますから、水分をとっておくのがよろしいです。腹部を加温するときは、初回は食事を控えめにしておきましょう。慣れてくれば、普通に食べても大丈夫。指輪、ネックレス、時計、メガネなどは、はずしておいてください。入れ歯は結構です。

●汗がでますから、治療着に着替えていただきます。治療の前に、血圧を測ります。

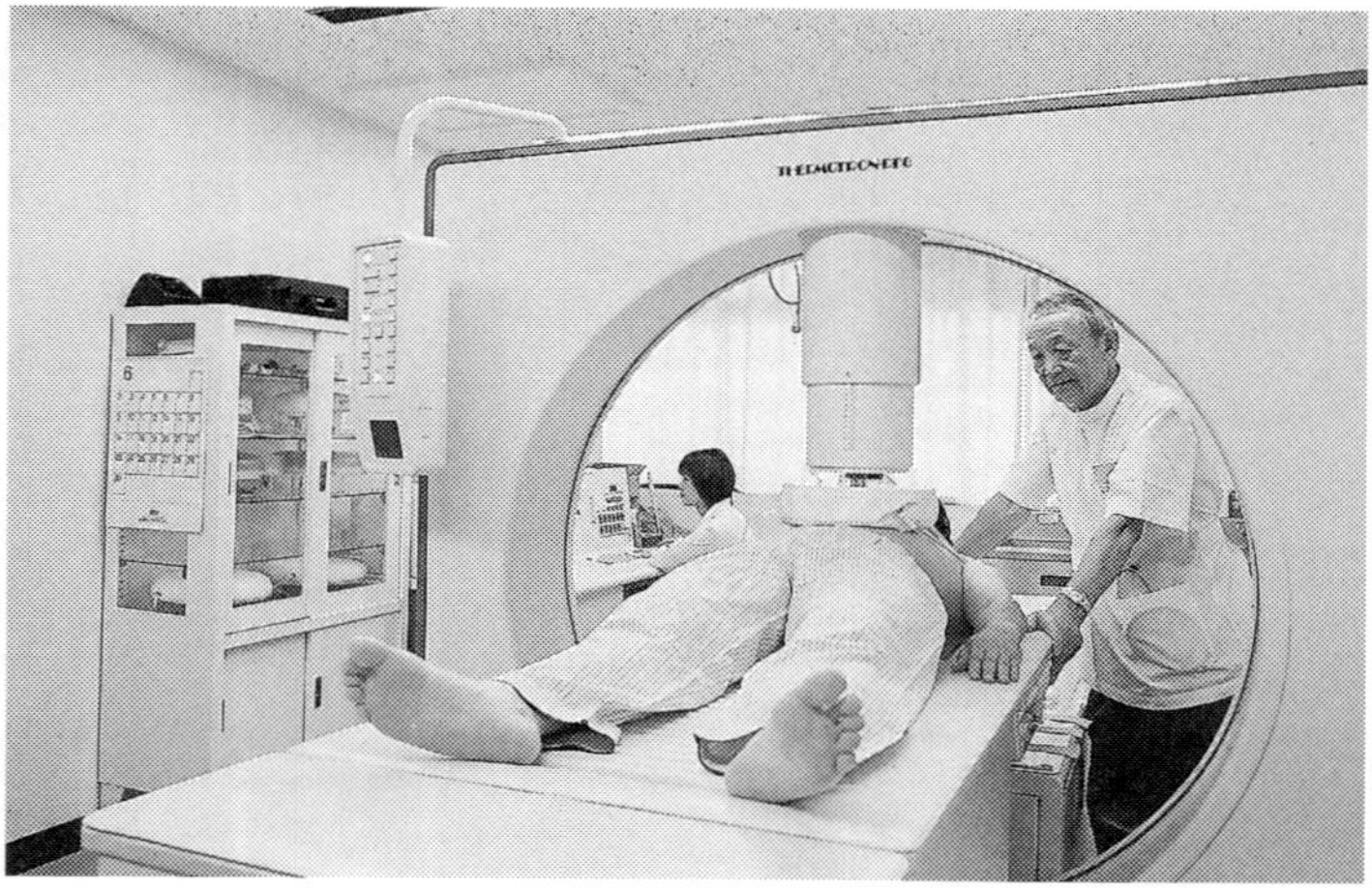

●治療台に上がって、横に寝ていただきます。腹部や胸部の加温では、腹ばいになっていただくのが良いでしょう。体重で皮下脂肪を抑えつけることで、加温しやすくなるのです。腸の手術あとの人工肛門（ストーマ）は、そのままで大丈夫です。体外から薬剤を注射するための埋め込み型のポートや、胆管などからの廃液を流す外瘻《がいろう》も、問題ありません。ガンの部位や大きさに応じて、いくつかのサイズの電極を用意しています。

●患部を円形の電極で挟みます。電極にはボーラスと呼ばれる水袋がかぶせてあり、初めは温かいお湯が入って皮膚の温度に応じて冷却できるようになっています。電磁波を流しますが、感電することはありません。

●皮膚が熱いと感じたりピリピリ感があれば、辛抱せずに言ってください。汗を拭ったり、電流を調節しますから。

●さあ、終わりました。すごい汗ですね。皮膚に火傷がないか、確認しますね。あとは血圧を測って終了です。シャワーで流してください。あと、水分をたっぷりとってください。スポーツドリンクがいいですね。

Q&Aコラム

Q子「患者さんの立場では、こうした新しい治療を受ける時に、副作用がないかと心配になるでしょうね」

A夫「ほとんどの患者さんが、化学療法や放射線療法を受けておられるから、副作用については神経質になるのは当然だね。ハイパーサーミアのありがたいところは、全く副作用がなく、いつまでも続けられることなんだよ。汗をかくから脱水にならないように、水分補給には注意してもらうけどね」

Q子「高血圧や心臓病などの持病があるときは、どうなのでしょうか?」

A夫「血圧は、薬剤でコントロールしておく必要があるね。心臓病は程度にもよるけど、浮腫が強かったり歩くと呼吸が苦しくなる場合は、主治医と相談しながら注意して加温する必要がありそうだね」

Q子「ハイパーサーミアって、患者さんによって効くことも効かないこともあるのではないでしょうか？」

A夫「前にも言ったと思うけど、効果についての問題を、もういちど整理してみようか。治療が〈効く〉という表現は簡単だけど、何を目安にするかを、患者さんや家族に説明しておく必要があるんだよ」

Q子「思い出しましたわ。ガンが治療で小さくなれば効果があるのはわかりますけど、小さくならなくても増殖を抑える力があることを説明しておくのでしたね？」

A夫「ハイパーサーミアの狙いは、あくまでも〈ガンとの平和共存〉にあるんだよ。もちろん、抗ガン剤や放射線との併用で小さくなり、時には消えることもあるけど、それほど簡単にやられるような相手ではないからね。治療中に大きくなっても、ハイパーサーミアをしなければ、さらに大きくなっている可能性があるのだから、抑止力を信じて、気長にハイパーサーミアを続けるように説得するのが大切なんだよ」

Q子「腫瘍マーカーの動きも、ガンの勢いを知る上で大切なのですね？」

A夫「そうなんだ。こちらは数値で出てくるから、マーカーが上がると治療の効果がないと思いがちだけど、これも上昇がゆっくりなら、抑えていると判断できるんだよ」

Q子「ハイパーサーミアは、ガンを〈消す〉というのではなく、〈大きくさせない〉という発想なのですね」

A夫「併用する抗ガン剤との相乗効果で、ガンが小さくなることも多いけどね。もう一つの効果が、自覚症状の改善だ。ハイパーサーミアで痛みなどの症状が軽くなり、食欲が出るようになると、患者さんは生き生きしてくるものでね。これがQOL、つまり生活の質が改善した証拠でね。治療に対しても意欲的になれるのが、数字やガンの大きさでは示すことができない大事な効果なんだよ」

ハイパーサーミアの費用

電磁波加温装置によるハイパーサーミアには、健康保険が使えます。では、具体的にどうなのでしょうか?

現在の厚生労働省が定める規定では、次のようになっています。

電磁波温熱診療報酬点数(一連につき)

イ、深在性悪性腫瘍に対するもの　9、000点(9万円)

ロ、浅在性悪性腫瘍に対するもの　6、000点(6万円)

健康保険が使えることは、患者さんにとって大きな福音です。おまけに、他のガン治療に比べて格段に治療費が安いのですから。

ただ、右の規定を読んでわかりづらいのは、カッコ内にある(一連につき)という言葉ではないでしょうか。

ハイパーサーミアが初めて健康保険の適用になったのは1990年で、放射線治療との併用に限られていました。ご存じのように放射線治療はダラダラと続けるのではなく、2週間とか3週間といった短い期間に行われます。そのためハイパーサーミアは、「一連の放射線治療との併用に限り、健康保険が使えます」という〈しばり〉がつけられていたのです。

しかし、それでは私のような内科医がハイパーサーミアを使って患者さんを治療することができません。そこで、私がハイパーサーミア学会の役員をしていた1996年に厚生労働省と折衝して、「放射線治療との併用に限る」という文言をはずしてもらうことに成功したのです。

一般にどこの役所でも、お役人はこうした規定を変更することを極端に嫌がります。私は、先にお見せした「消えた肝臓ガン」の写真（**写真1と2**）の治療前・治療後の2枚を役人さんに示して、「こんなにハイパーサーミアは効果があるのですよ」「放射線と併用でなく、単独でも、抗ガン剤との併用でも使えるようにしてください」とアピールしたのでした。

その結果、厚生労働省が当方の言い分を聞いてくれ、規定を変更してハイパーサーミアが単独でも化学療法との併用でも健康保険が使えることになったのです。これは、ハイパーサーミアにとって、素晴らしい朗報でした。ところが、この「一連」という言葉が残ったままになってしまいました。

厚生労働省に問い合わせますと、「一連」というのは「所定の目的を達するために行う治療の期間」と解釈して、「医師が必要と思う期間と考えてください」と言われました。放射線治療は副作用がありますから、治療期間は限られます。でも、ハイパーサーミアには副作用がありませんから、治療する期間に制限はないのです。

話がややこしくなって、申し訳ありません。「一連」の解釈で困った私は、週1回行うハイパーサーミア治療で、一連を〈8回〉と定めました。国内では、これに準ずる施設が増えましたが、回数については病院・施設により異なるという珍現象が生まれたのです。施設によっては健康保険を使わず、自費でハイパーサーミアを行うところも出てきました。

これでは、ガン患者さんが平等に治療を受けるという原則に反します。そこで、ハイパーサーミア学会ではガイドラインを作成し、統一を図ろうと努力しているところです。

とりあえず「一連を8回」にした場合、これで2カ月は健康保険が使えます。もし深部の臓器にできたガンだと、2カ月間の治療費が9万円になりますから、患者さんが3割負担であれば、2カ月の支出がわずか2万7千円ですし、後期高齢者で1割負担だと、わずか9千円という信じられない低価格で治療が受けられるのです。

ただ、2カ月が過ぎますと同じ施設では健康保険が使えなくなりますから、患者さんは数カ月の間、自費で治療を継続することになります。

ハイパーサーミアが普及しないわけ

健康保険が適用され、ガン患者さんに人気のあるハイパーサーミアですが、国内にはまだ100台ほどしか装置が稼働していないという、不思議な現象があります。

その最大の理由は、日本に限らずどこの国でも、ガン治療と言えば手術・放射線療法・化学療法による〈標準治療〉が中心で、医学教育でもこれらを重視しますから、ほとんどの医師が標準治療以外のガン治療に関心を持とうとしないのです。

そのため、たとえば患者さんからハイパーサーミアについて質問を受けても、自分の勉強不足を棚に上げて、「あれは効かないよ」とか、「熱くてヤケドするから危険だ」などと無責任な返事をする医師が多いのです。

思い出してください。いくら標準治療で頑張ってみても、日本人のガンによる死亡率は増え続けているのです。つまり、標準治療だけでは、ガンに立ち向かえないのが現実です。

それならば、別の治療法を積極的に取り入れる努力をするのが医療を行う医師の責任ではないのでしょうか？

ところが、健康保険が使えるハイパーサーミアであっても、それを勉強していない医師にとっては代替医療の一つに過ぎず、健康保険が使える治療であることを知らない医師がほとんどという不思議な現象があるのです。

もう一つの問題は、医学雑誌や学会などでハイパーサーミアの効果を報告し発表しますと、必ず返ってくるのが「エビデンスはありますか？」という言葉です。

いまの医学では、「エビデンス（evidence）によって証明されない治療は認めない」という考え方が中心です。「エビデンス」は「信ずるべき根拠」とか「証拠」という意味ですが、新しい治療法は〈それを受けた大勢の患者グループ〉と〈受けなかった同数の患者グループ〉の間で、治療効果に明らかな差があるかどうかが問題にされているのです。

例えばコレステロールを抑える薬などは、投与群と非投与群に分けた大規模かつ長期にわたる臨床試験が可能です。それによって、血中コレステロールへの影響だけでなく、同群間で心疾患や脳血管障害の発生頻度に差があるかどうかを調べることができます。

抗ガン剤の場合には、従来から使われている薬剤を用いた治療群と、新しく開発された薬剤治療群の間で、ガンの縮小率に差があったかどうか、あるいは生存期間に差が見られたかどうかが求められています。

専門的な言葉で恐縮ですが、こうした比較試験のデータで違いを証明することを「EBM：Evidence Based Medicine」と呼んでいます。たしかにこのデータがあれば、学問として広く世間に認知されるに違いありません。

ところが、ハイパーサーミアの装置は日本で100台しか稼働しておらず、ほとんどが民間の施設に置かれていて、がんセンターなどガンの拠点病院は設置していません。しかも民間病院には、ハイパーサーミアを受けたい患者さんが殺到しますから、その方たちを（あなたは治療を受ける群）（あなたは受けない群）と、二つに分けることなど不可能であるのはおわかりですね？　誰もが、「治療を受けたい」という思いで受診されているのですから。

そのため、一部のガンではハイパーサーミアを使った比較試験の報告はありますが、

10人や20人のデータでは信用性に欠け、数百人、数千人のデータがなければ評価してもらえないのが現状なのです。

それだけではありません。ハイパーサーミアは健康保険が適用されていますが、実際に患者さんが治療費として支払う金額があまりにも低額なのは先に申しました。そのため、高額の電磁波加温装置を購入することに、多くの医療機関が二の足を踏んでいるからです。

医療機関は、設備の拡充・医療機器の購入・職員の人件費といった経営面を考えなければ維持できません。そのため、赤字覚悟でハイパーサーミアを購入して治療に取り組むのは、大変な勇気がいるのです。

こうした事情から、国内ではハイパーサーミアに使われる電磁波加温装置を保有する施設が増えず、そのためガン専門の医師でもハイパーサーミアを経験する機会がないということになっているのです。

医師という職業は、自分の患者をハイパーサーミアで治療してみて、はじめてその効果を実感できるものなのです。そのため、経験したことのないハイパーサーミアという治療法に関心を持てという方が、無理なのかもしれませんね。

Q&Aコラム

Q子　「こんなに素晴らしい治療法なのに、どうしてハイパーサーミアが普及しないのか、不思議に思っていました」

A夫　「健康保険で患者さんが支払う費用を具体的に示したけど、おさらいしてみようか。一般の3割負担の方だと、ハイパーサーミアを週に1回、一連の2カ月で合計8回の治療を受けると、本人が支払う金額は9万円の3割だから、わずか2万7千円になるんだよ。こんなに安い治療費が存在すること自体、不思議に思うだろう？」

Q子　「祖父のときも、抗ガン剤を受けますと、1回の支払いが数万円でした。ハイパーサーミアは、1回でなくて、一連をひとまとめにして、そんな値段なのですね」

A夫　「ハイパーサーミアも、健康保険の制度を変えて、〈1回いくら〉と決めてくれるとわかりやすいし、普及しやすいのかもしれないね」

Q子　「ハイパーサーミアが普及しない原因の一つが、エビデンス（EBM）とは知りませんでしたわ。お薬ですと、飲んだグループと飲まなかったグループに分けて調べるのは難しくないと思いますけど、治療を受けたくて来られるガン患者さんを、くじ引きで二つの群に分けるなんて、人道的にもできませんよね」

A夫「医療機関では採算を度外視して、〈患者さんのため〉という理由でハイパーサーミア治療をしているんだよ。〈医は仁術なり〉という古い言葉で、自らを納得させているようなものさ」

Q子「あ、その言葉って聞いたことがありますけど、どういう意味なのですか？」

A夫「これはね、〈医者というのは病気を治療する仁徳の職業で、金もうけのための職業ではない〉という意味なんだよ。江戸時代のことだけど、当時の漢方医は金持ちしか診察しなかったから、貧しい人たちは医療の恩恵にあずかれなかったんだ。困った幕府は医師を世襲制にするなどのメリットを与える代わりに〈医は仁術〉という言葉で医者の気持ちをくすぐり、貧しい人も診るように仕向けたということだよ」

Q子「面白いですわ。国というのは、ああしろ、こうしろ、と強制するのが普通ですのに、漢方医さんを〈医は仁術〉という言葉でくすぐるなんて、なかなかお洒落《しゃれ》な施策をしたものですね」

エピローグ

今から8年ほど前のことになります。

私の外来に、はるばる愛知県から、ひとりの男性患者さんが来られました。

Oさんという**67歳になる患者さん**。血便があり、地元の病院で検査した結果、**直腸ガン**と診断され、手術を勧められました。ただし、ガンが肛門に接近しているため、手術ではガンを切除した上で人工肛門を設置しなければなりません。

迷ったOさんは、いくつかの病院を受診しましたが、答えはどこも同じです。それでも諦めきれず、インターネットで調べ、ハイパーサーミアに期待をかけて来られたのでした。

持参されたデータを見て、私も医師の常識に従い、手術を勧めました。

しばらく沈黙が続きましたが、Oさんは私の目を見つめて、静かに話し始めました。

「自分はいま、67歳です。会社の役員をしており、あと3年で定年になります。人間、70を超えたらスクラップも同然ですから、それまで仕事に全力を尽くしたいと思うのです。ただ、その間に手術をして人工肛門になっていることを、部下に知られたくないのです。おわかりにならないかもしれませんが、これが自分にとっての人生の美学だと考えていますから」

確かに、お気持はよくわかりますし、人生の美学も同感です。そこで

「手術をしなければガンが大きくなり、大量の出血や便が出なくなる可能性があります。ましてや抗ガン剤を使わなければ、肝臓や肺に転移するかもしれません。ハイパーサーミアによる治療に、大きな期待を持たれるのはうれしいのですが、万一効果が見られなかったときに後悔されるのが心配ですね」

と伝えましたが、Oさんの決心は固く、

「それは十分に承知しています。こちらに来る前に、先生が書かれた『処病術』（角川書店）を読みまして、患者には治療に対する（自己決定権）というのがあることを知りました。いろんな病院にセカンド・オピニオンを求めましたが、自分のことを理解してくれるのは、先生しかいないと思ったのです。手術や抗ガン剤をせず、ハイパーサーミ

アだけで自分の人生を全うしたいというのが自分の結論ですので、よろしくお願いします」

私と同年輩のOさんの固い決心に、(自分が彼の立場だったら、きっとそうするだろうな)という共感を覚えたのです。また(ここで私がOさんの希望を受け止めなければ、また彼はどこかの病院を探してさまようことになるだろう)と考えた私は、とりあえずハイパーサーミアで治療を始めることにしました。でも、内心では(もしガンが大きくなりそうなら、その時に手術なり抗ガン剤を説得すれば良いだろう)と思っていたのです。

それからOさんの通院が始まりました。金曜日の夕方にハイパーサーミアを受け、一泊入院して土曜日に退院するというスケジュールです。お互い、気が合ったのでしょう。よく病室やロビーで、人生観を語り合ったものでした。経過は順調で、血便は止まり、半年後の内視鏡検査で直腸ガンが小さくなっていました(写真5a、5b)。

その頃、私は看護学生の指導もしていましたから、彼に「ガン患者の心理」について学生と面談してもらうことをお願いしてみました。快く引き受けてもらえ、Oさんのボランティア講義は病室で年に4回の割で続きました。

定年までの3年は瞬く間に過ぎ、元気に定年を迎えたOさんは仲間と新しい会社を設立し、スクラップどころかリサイクルされて、熱心に仕事に打ち込んでいました。

けれども、ガンという相手はしたたかです。ハイパーサーミアを始めて5年が過ぎたころ、直腸ガンが徐々に進行し始めました。そこで、副作用が出ない程度の（低用量の抗ガン剤）をハイパーサーミアと併用することを納得してもらい、治療方針を若干軌道修正してみました。

そして7年目の秋、Oさんの体力も限界がきたようです。入院され、それ

67歳男性。下部直腸ガン
手術を拒否。
ハイパーサーミア単独治療を継続。
順調に経過し、7年後に逝去。
自己決定権を全うされた。

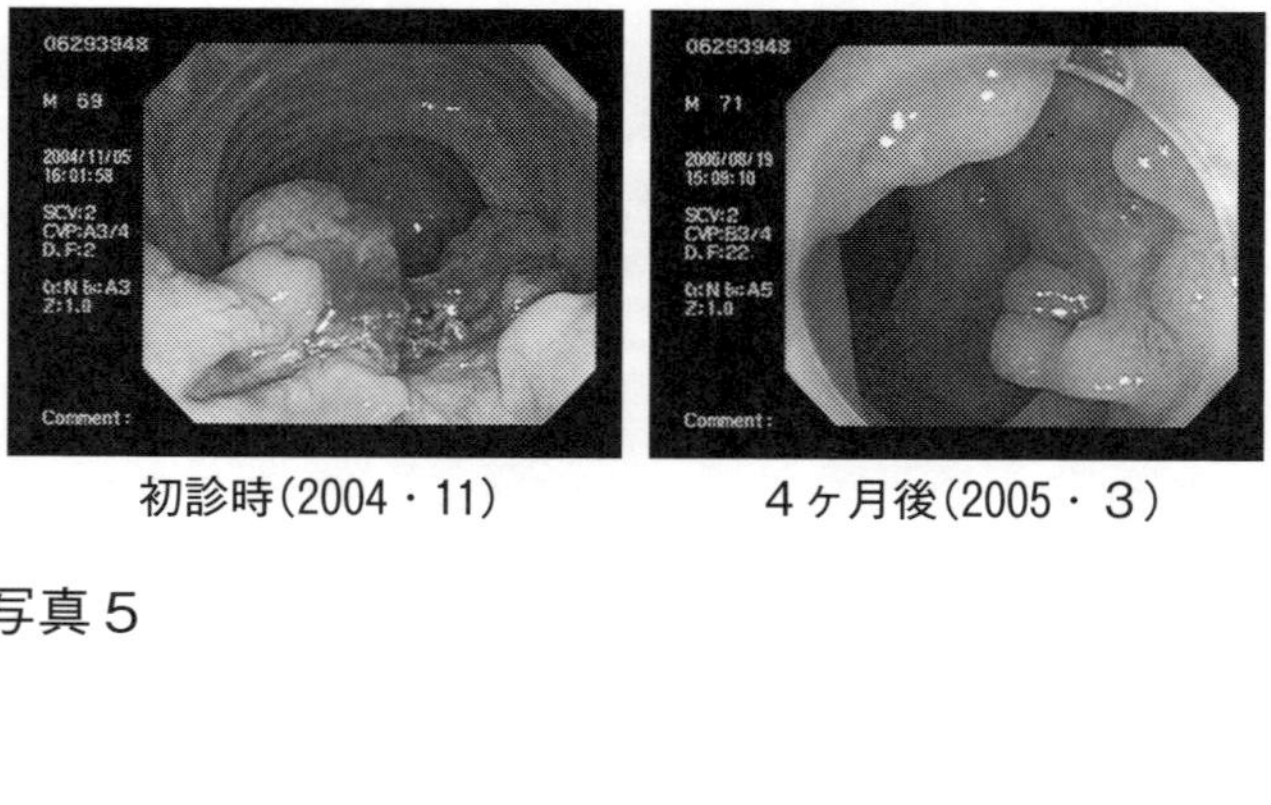

a 初診時（2004・11）

b 4ヶ月後（2005・3）

写真5

でも苦しい中で看護学生と最後の面談をされた後、私に信州で建設中のログハウスの写真を見せて楽しそうに夢を語りながら、74歳の人生に幕を下ろされました。

人生は『タラ』『レバ』と言います。

「もし、Oさんが標準治療を受けておレバ？」

「もし、私がOさんの人生観に共感せず、ハイパーサーミアを断っていタラ？」

私とOさんは、医師と患者の関係を超えて、友人同士になりました。

7年間という長きにわたり、彼がガンと付き合っていた人生の一部を、私も共に歩んだことになります。満足そうな彼の寝姿を病室で奥様と眺めながら、自分の希望通りに人生の終焉《しゅうえん》を迎えられたOさんに、心の中で拍手を送ったものでした。

あとがき

京都府立医大の第1内科で免疫学・腫瘍学を中心に研究テーマを広げていた私のところに、京都大学の菅原努先生（故人）から「ハイパーサーミア」の協同研究のお誘いをいただいたのは、20年余り前のことになります。

菅原先生とともに加温装置「サーモトロン－RF8」の開発に尽力された山本ビニター株式会社の山本五郎氏のガン治療に対する思い入れが、B型人間である私の好奇心に火を付けたのでした。

その頃、私たちのグループは肝臓ガンの塞栓療法を手がけていましたから、塞栓して血流をストップさせている間にハイパーサーミアを行えば、ガンの温度を上げるのは簡単なはずだという考えがひらめいたのです。早速実行したいのですが、私たちが使える加温装置がありません。

そこで京都府立医大関連病院の社会福祉法人西陣病院（中橋彌光先生）と、医療法人財団康生会武田病院（武田隆男先生）にサーモトロンを設置していただきました。症例を積み重ねた結果、『肝臓ガンの温熱化学塞栓療法』を確立することができました。

平成12年に京都府立医大を定年退官してから10年間、医療法人恒昭会藍野病院（小山昭夫先生）でハイパーサーミアを手がけ、平成22年に現在の医療法人社団千春会（菊地孝三先生）に移籍して2年余り。ハイパーサーミアを用いて、ガン難民とも呼ばれる気の毒な患者さんの治療に明け暮れているところです。

私はハイパーサーミアを『第4の対ガン戦略』と位置づけています。どんなに進行したガンでも『あきらめてはいけない。〝Never Give Up!〟』を合い言葉に、患者さんと一緒にガンと戦い続けて参りました。

この健康保険が使えるハイパーサーミアという優れた治療法を広く日本に、いや、世界に普及させねばなりません。患者さんへの情報提供はもとより、ガン専門のドクターたちの認識も得なければなりません。それが本書を書く気持ちにさせた大きな理由です。

このたびの執筆・出版にあたり、山本ビニター・山本五郎氏、毎日健康サロン・村上清司氏、清風堂書店・石田昭子氏、大岡裕子氏に、言葉に尽くせぬご協力をいただきました。ここに、心からの謝意を表します。

平成24年4月

近藤　元治

〔参考書〕

近藤元治「ガンの温熱化学塞栓療法」　２０００年　南山堂
近藤元治「処病術」　２００１年　角川書店
近藤元治「第４の対ガン戦略―ハイパーサーミア」　２００６年　いわはし書店
近藤元治「ドク　ガンと闘う」　２００７年　いわはし書店
菅原　努「がんと闘うハイパーサーミア第２版」　１９９２年　金芳堂
菅原　努・畑中正一　「温熱療法と免疫」　２００９年　東方出版
日本ハイパーサーミア学会編「がん温熱療法ガイドブック」　２００８年　毎日健康サロン

ハイパーサーミア治療が受けられる全国の病院・クリニック一覧

次の施設でハイパーサーミア治療を実施しています（2012年４月１日現在）。
各施設でそれぞれ受診方法が異なりますのでご確認ください。
また、電話での医療相談は行っていません。

【北海道】

医療法人社団　札幌新川駅前内科　☎011-708-1234
〒001-0925　北海道札幌市北区新川５条１丁目１-22

医療法人禎心会　新札幌恵愛会病院　☎011-893-7000
〒004-0041　北海道札幌市厚別区大谷地東５-５-35

医療法人禎心会　セントラル女性クリニック　☎011-633-1131
〒060-0042　北海道札幌市中央区大通西17丁目１-27
札幌メディケアセンタービル３F

社会医療法人北斗　北斗病院　☎0155-48-8000
〒080-0833　北海道帯広市稲田町基線７番地５（2012年５月治療開始予定）

【東北】

秋田県成人病医療センター　☎018-835-9911
〒010-0874　秋田県秋田市千秋久保田６-17

仙台先端医学研究所附属
八乙女駅前内科小児科クリニック　全科　☎022-739-8804
〒981-3135　宮城県仙台市泉区八乙女中央一丁目３-26

財団法人脳神経疾患研究所附属南東北医療クリニック　☎024-934-5432
〒963-8052　福島県郡山市八山田７丁目161

【関東】

医療法人社団日高会　日高病院　☎027-362-6201
〒370-0001　群馬県高崎市中尾町886

群馬大学医学部附属病院　☎027-220-7111
〒371-8511　群馬県前橋市昭和町３-39-15

医療法人社団医新会　神田医新クリニック　☎03-5833-3240
〒101-0032　東京都千代田区岩本町２-２-13

東京女子医科大学病院関連施設　ビオセラクリニック　☎03-5919-1762
〒160-0022　東京都新宿区新宿５-６-12　MF新宿ビル

東京クリニック　全科　☎03-3516-7151
〒100-0040　東京都千代田区大手町２-２-１　新大手町ビル

医療法人財団椿寿堂　舘内記念診療所全科　☎03-3446-8686
〒141-0021　東京都品川区上大崎２-13-33

医療法人社団珠光会　珠光会診療所　☎03-3338-0710
〒166-0001　東京都杉並区佐谷北１丁目44番６号

大塚北口診療所　☎03-3949-1141
〒170-0004　東京都豊島区北大塚２-６-12

花小金井クリニック　☎0424-66-7771
〒187-0003　東京都小平市花小金井南町１-18-25　NR花小金井駅前２階

多摩南部地域病院　☎042-338-5111
〒206-0036　東京都多摩市中沢２-１-２

千代田クリニック　☎042-757-0102
〒229-0037　神奈川県相模原市千代田４-４-10

医療法人社団自然会　横浜サトウクリニック　☎045-641-9650
〒231-0023　神奈川県横浜市中区山下町23番地　日土地山下町ビル８階

公立大学法人横浜市立大学附属病院口腔外科　☎045-787-2800
〒236-0004　神奈川県横浜市金沢区福浦３-９

筑波大学附属病院放射線腫瘍科　☎029-853-3900
〒305-8576　茨城県つくば市天久保２丁目１番地１

医療法人あいん会　あいん常澄医院　☎029-240-5000
〒311-1131　茨城県水戸市下大野町5360

医療法人社団東光会　戸田中央総合病院　☎048-442-1111
〒335-0023　埼玉県戸田市本町１-19-３

川口市立医療センター　☎048-287-2525
〒333-0833　埼玉県川口市西新井宿180

医療法人社団武蔵野会　新座志木中央総合病院　☎048-474-7211
〒352-0001　埼玉県新座市東北１丁目７番２号

医療法人財団聖蹟会　埼玉県央病院　☎048-776-0022
〒363-0008　埼玉県桶川市坂田1726番地

【東海】

静岡赤十字病院　☎054-254-4313
〒420-0853　静岡県静岡市葵区追手町８－２

東海クリニック　☎0537-22-7070
〒436-0056　静岡県掛川市中央１－４－８

名古屋市立大学病院　☎052-851-5511
〒467-0001　愛知県名古屋市瑞穂区瑞穂町字川澄１

うらの温熱診療所　☎・FAX052-736-5453
〒463-0806　愛知県名古屋市守山区百合丘3003番地

【北陸】

福井赤十字病院　☎0776-36-3630
〒918-8501　福井県福井市月見２－４－１

福井大学医学部附属病院　☎0776-61-3111
〒910-1193　福井県吉田郡永平寺町松岡下合月23-３

医療法人財団恵仁会　藤木病院　☎076-463-1301
〒930-0261　富山県中新川郡立山町大石原225

【関西】

たけだ診療所　☎075-351-8282
〒600-8216　京都府京都市下京区木津屋橋通新町西入東塩小路町606-３-２
三旺京都駅前ビル１階

京都府立医科大学附属病院
消化器内科・がん免疫細胞制御学　☎075-251-5111
〒602-8566　京都市上京区河原町通広小路上ル梶井町465

医療法人社団医聖会　百万遍クリニック　☎075-791-8202
〒606-8225　京都府京都市左京区田中門前町103-５

医療法人社団千春会
千春会ハイパーサーミアクリニック（千春会病院）　☎075-958-6310
〒617-0833　京都府長岡京市神足２－３－１　バンビオ１番館７F

舞鶴医療センター　☎0773-62-2680
〒625-8502　京都府舞鶴市字行永2410

青木診療所　☎06-6341-9510
〒530-0001　大阪府大阪市北区梅田１-11-４　大阪駅前第四ビル２F

大阪ガン免疫化学療法センター　☎06-6357-2105
〒530-0043　大阪府大阪市北区天満２-10-17　KGビル

心斎橋スリーアロークリニック　☎050-3786-3331
〒542-0081　大阪市中央区南船場４-７-11　南船場心斎橋ビル３階

医療法人恒昭会　藍野病院　☎072-627-7611
〒567-0011　大阪府茨木市高田町11番18号

医療法人友紘会　彩都友紘会病院　☎072-641-6898
〒567-0085　大阪府茨木市彩都あさぎ７-２-18

医療法人　乾がん免疫クリニック　☎06-6902-5251
〒570-0011　大阪府守口市金田町６-14-17

新井クリニック　全科　☎0729-98-2669
〒581-0818　大阪府八尾市美園町４-156-１

医療法人尚生会　西出病院　☎0724-32-0777
〒597-0083　大阪府貝塚市海塚236

りんくう出島クリニック　☎072-493-8870
〒598-0048　大阪府泉佐野市りんくう往来北１番
りんくうゲートタワービル12階

医療法人邦徳会　邦和病院　☎072-234-1331
〒599-8232　大阪府堺市中区新家町697-１

大阪南医療センター　☎0721-53-5761
〒586-8521　大阪府河内長野市木戸東町２-１

奈良社会保険病院　☎0743-53-1111
〒639-1013　奈良県大和郡山市朝日町１-62

医療法人康仁会　西の京病院　☎0742-35-1215
〒630-8041　奈良県奈良市六条町102-１

特定医療法人誠仁会　協和病院　☎078-994-1202
〒651-2211　兵庫県神戸市西区押部谷町栄191-１

医療法人医啓会　松本ホームメディカルクリニック　☎078-982-1116
〒651-1331　兵庫県神戸市北区有野町唐櫃50-１

医療法人社団星晶会　星優クリニック　☎072-775-3006
〒664-0897　兵庫県伊丹市桜ケ丘１-３-23

医療法人西村会　向陽病院　☎073-474-2000
〒640-8315　和歌山県和歌山市津秦40

南和歌山医療センター　☎0739-26-7050
〒646-8558　和歌山県田辺市たきない町27-１

【中国】
島根大学医学部附属病院　放射線治療科　☎085-323-2111
〒693-0021　島根県出雲市塩冶町89-１

医療法人　岡村一心堂病院　☎086-942-9919
〒704-8117　岡山県岡山市西大寺南２-１-７

医療法人松和会　松田病院　☎0863-81-7821
〒706-0021　岡山県玉野市和田３-１-20

すばるクリニック　☎086-525-8699
〒710-0253　岡山県倉敷市新倉敷駅前２-29

花園クリニック　☎084-932-6303
〒720-0031　広島県福山市花園町１丁目３-９

【四国】
医療法人結和会　松山西病院　☎089-972-3355
〒791-8034　愛媛県松山市富久町360-１

【九州】
産業医科大学病院　☎093-603-1611
〒807-0804　福岡県北九州市八幡西区医生ヶ丘１-１

社会医療法人共愛会　戸畑共立病院
がん治療センター　☎093-871-5421
〒804-0093　福岡県北九州市戸畑区沢見２-５-１

九州大学医学部附属病院　☎092-641-1151
〒812-0054　福岡県福岡市東区馬出３-１-１

医療法人佐田厚生会　佐田病院　☎092-781-6381
〒810-0004　福岡県福岡市中央区渡辺通２-４-28

医療法人健愛会　健愛記念病院　☎093-293-7090
〒811-4313　福岡県遠賀郡遠賀町大字木守1191番地

医療法人原三信病院　☎092-291-3434
〒812-0033　福岡県福岡市博多区大博町１番８号

医療法人山桃会　Y.H.C.（ヤマトホロトロピックセンター）
矢山クリニック　☎0952-62-8892
〒840-0201　佐賀県佐賀郡大和町大字尼寺二本杉3049-１

医療法人社団三善会　山津医院　☎0942-84-0011
〒841-0081　佐賀県鳥栖市萱方町270

医療法人財団白十字会　佐世保中央病院　☎0956-33-7151
〒857-1165　長崎県佐世保市大和町15

医療法人社団藤岡会　藤岡医院　☎096-282-0405
〒861-3207　熊本県上益城郡御船町御船1061

医療法人社団鶴友会　鶴田病院　☎096-382-0500
〒862-0925　熊本県熊本市保田窪本町10-112（2012年７月治療開始予定）

えがしらクリニック　☎096-214-8787
〒862-0962　熊本県熊本市田迎６-５-40

医療法人社団永寿会　天草第一病院　☎0969-24-3777
〒863-0013　熊本県本渡市今釜新町3413-６

社団法人玉名郡市医師会立
玉名地域保険医療センター　☎0968-72-5111
〒865-0005　熊本県玉名市玉名2172（2012年７月治療開始予定）

宮崎大学医学部附属病院　☎0985-85-1510
〒889-1692　宮崎県宮崎郡清武町大字木原5200

医療法人慈恵会　土橋病院　☎099-257-5711
〒890-0046　鹿児島県鹿児島市西田１-16-１

鹿児島大学医学部附属病院　☎099-275-5111
〒890-8520　鹿児島県鹿児島市桜ヶ丘８-35-１

メディポリス医学研究財団
がん粒子線治療研究センター　☎0993-24-3456
〒891-0304　鹿児島県指宿市東方5188番地

著者　近藤元治（こんどう　もとはる）

【略　歴】愛媛県松山市生まれ。1978年、京都府立医科大学第一内科教授、医学博士。93～95年、97～99年、京都府立医科大学付属病院院長。2000年、京都府立医科大学名誉教授、医療法人恒昭会藍野病院院長。10年から医療法人社団千春会・千春会ハイパーサーミアクリニック院長。

【著　書】『ガン免疫療法－免疫学のABCから』（金芳堂）、『エイズとガンの免疫学』（HBJ出版）、『医師からの助言－医療との上手な付き合い方』（京都新聞社）、『02・活性酸素物語』（南山堂）、『免疫細胞奮戦記』（HBJ出版）、『ガンの温熱化学塞栓療法－息の根を止めて焼き尽くせ』（南山堂）、『処病術』（角川書店）、『第４の対ガン戦略－ハイパーサーミア』、『ドク　ガンと闘う』、『ドクとイカロスの翼』（以上　いわはし書店真田堂）ほか。

ガンになってもあきらめないで！
―注目されるハイパーサーミア（温熱療法）の効果―

2012年４月23日　初版　第１刷発行

著　者　近　藤　元　治
発行者　村　上　清　司
発行所　毎日健康サロン
〒530-8283　大阪市北区梅田３－４－５
毎日新聞大阪開発株式会社
TEL 06（6346）8787　FAX 06（6346）8781
発売元　清　風　堂　書　店
〒530-0057　大阪市北区曽根崎２-11-16
TEL 06（6313）1390　FAX 06（6314）1600
振 替 00920-6-119910

制作編集担当・大岡裕子

印刷・㈱関西共同印刷所／製本・立花製本所
ISBN978-4-88313-701-5 C0047